BIBLIOTHÈQUE SCIENTIFIQUE CONTEMPORAINE

LA

Suggestion Mentale

ET L'ACTION A DISTANCE

DES SUBSTANCES TOXIQUES ET MÉDICAMENTEUSES

LA
Suggestion Mentale

ET L'ACTION A DISTANCE

DES SUBSTANCES TOXIQUES ET MÉDICAMENTEUSES

PAR LES DOCTEURS

H. BOURRU ET P. BUROT

PROFESSEURS A L'ÉCOLE DE MÉDECINE DE ROCHEFORT

Avec figures intercalées dans le texte

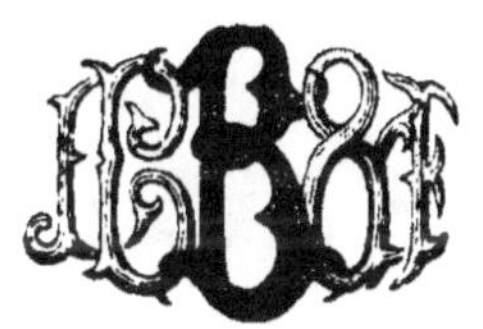

PARIS

LIBRAIRIE J.-B. BAILLIÈRE ET FILS

RUE HAUTEFEUILLE, 19, PRÈS DU BOULEVARD SAINT-GERMAIN

1887

AVANT-PROPOS

Des faits aussi nouveaux qu'extraordinaires nous ont été révélés par une étude minutieuse de l'influence des métaux et des composés métalliques sur un jeune homme hystéro-épileptique. Nous avons vu, et nous pensons le démontrer, les métaux agir sur la sensibilité de ce malade, non seulement par leur contact, mais encore à une notable distance; les substances les plus variées, appliquées dans ces mêmes conditions, provoquer les effets locaux et généraux les plus surprenants; les médicaments enfin, les poisons, placés à l'extérieur du corps, produire sur tout l'organisme leur action spécifique connue.

Nous ne nous dissimulons pas qu'à cet exposé seul, ou même dès le titre de ce livre, le lecteur sera tout d'abord surpris, et, disons-le franchement, prévenu contre nous. Les faits que nous lui apportons sont trop inattendus, les idées trop subversives des notions traditionnelles, pour que son consentement bienveillant nous soit acquis à l'avance. Nous lui demandons seulement de vouloir bien nous lire avec patience. Nous lui présentons beaucoup de faits, peu de théories, peu de discussions; c'est par là que nous espérons le convaincre.

Pour gagner la bienveillance du lecteur, nous comptons sur la franchise de notre exposition; pour entraîner sa conviction, sur la logique du raisonnement et la rigueur de méthode dans l'expérience. Nous saurons tout dire et nous ne craindrons pas de signaler les difficultés et les contradictions parfois rencontrées.

Les faits que nous allons exposer étaient si imprévus que nous avons renouvelé nos expériences de cent manières, en les contrôlant les unes par les autres, avant d'oser les accepter nous-mêmes. Après une étude approfondie qui a duré plusieurs mois, et après avoir expérimenté dans les conditions les plus diverses, en présence de toutes les personnes qui demandaient à constater et à vérifier, nous avons acquis la certitude que les faits qui, le premier jour, nous avaient paru si étranges, étaient bien réels.

En raison même de cette étrangeté, nous allons bientôt entrer dans les plus minutieux détails sur les circonstances qui nous ont lancés dans cette voie pour montrer que nous y sommes arrivés par une série de déductions logiques, de recherches conduites scientifiquement, et non par un coup de hasard.

Une question, en effet, qui nous a été posée souvent viendra sans doute à l'esprit du lecteur : Comment avez-vous été amenés à rechercher des faits si impossibles à prévoir ? Le désir est trop naturel pour ne pas le satisfaire tout d'abord.

Le hasard d'un service de clinique médicale nous a mis en présence d'un organisme étrangement malade, d'un homme dont le système nerveux dépassait en excitabilité et perte d'équilibre tout ce qui était connu jusqu'à lui, même chez les hystériques célèbres dans la science. C'était pour nous une grande curiosité scientifique de reproduire sur ce malade les découvertes si passionnantes accomplies dans ces dernières années, par les différentes écoles, et surtout par la plus brillante, l'École de la Salpétrière. Ce sont ces recherches qui ont été notre point de départ.

C'est cet organisme en expérience, sensible jusqu'à l'invraisemblance, qui nous a fait toucher du doigt des faits passés inaperçus ; mais déjà nous soupçonnions leur généralisation ; il nous paraissait probable que, pour être à son maximum d'intensité dans ce système nerveux malade, cette propriété qu'il nous révélait, ne lui était pas exclusive, et que nous devions la retrouver avec des variations, des nuances, des degrés individuels, sur bien d'autres personnes. Nous avons donc cherché de tous côtés et bientôt trouvé une quantité de personnes sensibles, dans certaines conditions, à l'action des substances appliquées sur la surface extérieure du corps ou présentées à distance. Claude Bernard nous a appris, en effet, que la physiologie est *une* et que les lois de la vie sont les mêmes à l'état normal comme à l'état morbide.

Nous avons divisé notre travail en trois parties :

La première partie comprendra l'historique détaillé de nos recherches, le procédé expérimental, les effets obtenus jusqu'à ce jour, tant par nous-mêmes que par les expérimentateurs qui ont bien voulu nous suivre dans cette voie ; enfin les différentes conditions exigées pour la détermination des phénomènes.

La seconde partie sera celle des théories. Nous n'avons pas cru pouvoir nous soustraire à la question que pose sans cesse la curiosité souvent intempestive de l'esprit humain : Comment expliquer ces phénomènes ? Nous passerons en revue les différentes explications qui peuvent être proposées, en nous efforçant de trouver des points de contact entre les faits que nous exposons et ceux que la science a dès longtemps enregistrés, tels que les faits de suggestion et de métalloscopie. Nous croyons qu'il est absolument utile de trouver une opinion à ce sujet, et nous serons peut-être amenés à proposer une explication nouvelle et à invoquer l'existence d'une force jusqu'ici indéterminée; mais nous ne dépasserons pas la limite que nous impose une prudente réserve.

La dernière et troisième partie sera celle des applications. A titre de curiosité, nous rechercherons même dans l'histoire, dans la légende ou dans les usages populaires, un certain nombre de pratiques empiriques qui pourraient faire concorder l'observation séculaire avec nos expériences. Enfin, un dernier chapitre, court encore aujourd'hui, mais qui ne tardera pas à s'étendre, du moins nous l'espérons, sera celui des applications thérapeutiques de la méthode nouvelle. Médecins plus que physiologistes, plus familiers de la salle de clinique que du laboratoire, nous avons cherché dès le début à doter la thérapeutique d'une application nouvelle de ses anciennes ressources.

Dans cette étude de longue haleine, nous avons eu de grandes difficultés pour soumettre les diverses conditions expérimentales à un déterminisme rigoureux que nous ne possédons pas complètement encore. Il ne faut pas s'en étonner si l'on songe que l'organisme humain est excessivement variable, de sorte que les réactions qu'il présentera, à quelques jours, et à plus forte raison, à quelques mois de distance, ne seront peut-être plus absolument identiques.

Il est donc indispensable de tenir compte de l'état du sujet au moment de l'expérimentation ; sans cela on s'expose à des mécomptes et on n'obtient que des résultats contradictoires.

D'une manière générale, nous avons toujours marché du connu à l'inconnu, suivant rigoureusement la méthode analytique et faisant la distinction constante des actions banales et des actions spéciales, des phénomènes généraux et des phénomènes locaux.

Nous savons bien que nous sommes loin d'avoir déterminé les lois de l'action à distance des médicaments et des poisons, plus loin encore d'avoir découvert son explication ; le problème reste à résoudre presque en entier ; nous croyons en avoir seulement posé les données essentielles.

Dr BOURRU et Dr BUROT.

Rochefort, 15 juin 1887.

LA
Suggestion Mentale

ET L'ACTION A DISTANCE

DES SUBSTANCES TOXIQUES ET MÉDICAMENTEUSES

PREMIÈRE PARTIE

EXPOSITION DES FAITS

Nous allons exposer en détail tous les phénomènes que nous avons observés d'abord sur nos deux principaux sujets et ensuite sur d'autres personnes un peu moins sensibles. Notre premier soin sera de mettre le lecteur au courant des recherches que nous avons entreprises, en montrant soigneusement le point de départ ; c'est cet exposé qui constituera l'historique de la question. Dans cette description, nous suivrons l'ordre chronologique des expériences, en insistant tout spécialement sur celles qui offraient un intérêt plus grand et qui nous amenaient à en instituer de nouvelles. En quelques pages, nous donnerons le procédé expérimental qui a été employé et qui semble devoir être conseillé. Entrant de plain-pied dans le récit des expériences, nous les diviserons méthodiquement, non plus en suivant l'ordre chronologique, mais en les classant d'après l'action physiologique connue des substances.

Les expériences ultérieures confirmatives des premières seront enregistrées, et nous emprunterons à tous les observateurs qui ont bien voulu nous suivre dans cette voie le résultat de leurs recherches, en laissant à chacun ce qui lui appartient. Après avoir donné un résumé de tous les faits, et avoir dégagé la caractéristique de chacun, nous tenterons d'étudier les lois générales de ces phénomènes. Il sera facile de voir que nous avons abordé toutes les questions, et si nous n'avons pas une solution pour chacune, du moins on nous saura gré d'avoir posé des jalons et indiqué la route à suivre.

C'est cette première partie, de beaucoup la plus importante, que nous recommandons à l'attention des hommes compétents qui auront le désir de juger et au besoin de critiquer notre travail.

CHAPITRE PREMIER

HISTORIQUE

Les métaux agissent à distance sur un homme hystéro-épileptique. —
Action spéciale de l'hydrogène, de l'iodure de potassium, de l'opium
et du jaborandi, etc. — Doutes sur la réalité des phénomènes. —
Un second sujet présente les mêmes réactions. — Expérience de con-
trôle. — Notre communication au Congres de Grenoble et à la Société
de psychologie physiologique. — Opinion de M. Ch. Richet.

Un jour, à la clinique médicale de l'École de
Rochefort, nous avons eu l'occasion d'observer un
nommé V. ., atteint de grande hystérie [1]. Au moment
où nous avons commencé à l'étudier, il sortait d'une
série d'attaques qui l'avaient laissé hémiplégique
avec hémianesthésie sensitivo-sensorielle à droite.
Cet homme était en même temps des plus impressionnables à toutes les pratiques de l'hypnotisme.

---

[1] L'histoire de V... a été racontée en détail par un de nos élèves, M. le
Dr Berjon. — A. Berjon, *La Grande Hystérie chez l'homme*. Paris, J.-B. Baillière et fils, 1886.

Nous nous mîmes à étudier l'action des métaux. L'argent, le plomb, furent absolument inactifs ; le zinc, le cuivre, le platine, le fer, l'acier, eurent chacun une action différente ; les uns : le fer, l'acier, produisirent le transfert ; d'autres : le zinc, le cuivre, le platine, amenèrent au point d'application, des douleurs, du tremblement, de la congestion vasculaire.

L'or eut une action particulièrement frappante ; le contact d'un objet d'or sur la peau produisait aussitôt une douleur atroce de brûlure ; une bague en or, un bouton de manchette qui, par mégarde, touchaient les doigts, le visage du malade, lui faisaient pousser un cri. A travers les vêtements, à travers les mains fermées de l'expérimentateur, le malade ressentait de la douleur. Bien souvent nous avons glissé dans son lit, sans qu'il s'en aperçût, tantôt une pièce d'or, tantôt une pièce d'argent ; celle-ci restait ignorée ; la première produisait bientôt une vive douleur ; le malade se tournait vivement, jusqu'à ce qu'il eût éloigné l'objet gênant. De même en tenant à 10 ou 15 centimètres de distance un objet d'or, en dehors du regard et de l'attention du malade, c'était comme un charbon ardent. Encore n'était-ce pas un phénomène purement subjectif. Un jour que dans une violente crise d'agitation en somnambulisme, à l'asile de Lafond, notre confrère, M. le Dr Mabille, dût, pendant plusieurs heures, aider à maintenir V..., une bague qu'il portait au doigt produisit au poignet de V... une vraie brûlure avec phlyctène et plaie consécutives.

Que de fois nous avons approché des objets, montre, porte-crayon, en bronze d'aluminium, qu'au premier coup d'œil on ne pouvait distinguer des bijoux d'or ! Jamais le malade ne s'y est trompé une seconde.

Le mercure agissait comme l'or ; nous nous en sommes aperçu un jour que nous avions mis un thermomètre ; la sensation de brûlure fut instantanée, et, pourtant, dans un thermomètre, le mercure est complètement enfermé dans le verre.

M. le Dr Mabille mit, un jour, un thermomètre entièrement recouvert d'étoffe, pour que le malade ne le reconnût pas ; au point de contact, il se fit une brûlure, un soulèvement de l'épiderme, une plaie à la suite.

Voulant poursuivre cette série si curieuse des métaux, nous eûmes recours à leurs composés, pour nous assurer de leur action. Le chlorure d'or en solution, enfermé dans un flacon bouché, agit comme son métal, mais avec moins de violence ; le contact put se prolonger et produisit le transfert. Les sulfates de fer, de zinc, de cuivre, avaient l'action de leur métal ; le nitrate d'argent, les carbonates et sulfates de plomb, furent inactifs comme leur composant métallique.

Il était donc démontré que les sels agissaient comme leur métal, et cette donnée facilitait les expériences ultérieures.

Le métal gazeux, l'hydrogène, pouvait encore être essayé sans être en combinaison. Une éprouvette pleine d'hydrogène fut mise en contact avec la main, puis on dirigea un jet de ce gaz sur le bras et sur la nuque. Dans les deux cas, il se produisit des mouvements rythmés du membre droit, un rire spasmodique, la physionomie prit une expression de satisfaction voluptueuse. Des contre-épreuves furent faites avec un jet de gaz carbonique, avec un courant d'air léger, qui ne produisirent jamais cet effet spécial d'excitation génésique.

Ayant l'intention de poursuivre ces recherches sur les métaux alcalins qui ne sont pas maniables à l'état libre, nous avons pris un gros cristal d'iodure de potassium enveloppé de papier et l'avons appliqué sur l'avant-bras. Bientôt survinrent des bâillements et des éternuements.

Dans ces deux derniers essais, alors que nous cherchions les effets des métaux : effets locaux, douleurs, convulsions ; effets généraux de transfert, nous obtenions, à notre grande surprise, avec l'hydrogène, une excitation génésique, avec l'iodure de potassium, des mouvements de bâillement, d'éternuement surtout, qui rappelaient l'action physiologique de cette substance.

Ceci se passait le 22 mai 1885, en présence de plusieurs de nos collègues.

Ces faits nous poussaient dans une voie nouvelle et bien plus large. Il ne s'agissait plus de métaux ou de composés métalliques; nous devions rechercher les effets médicamenteux et toxiques. Allions-nous, par une simple application extérieure, reproduire l'action physiologique des corps les plus variés?

Le surlendemain, 24 mai. un morceau d'opium brut. enveloppé de papier. est placé sur la tête de V.... En moins d'une minute, les paupières se ferment, les muscles tombent en résolution; V... est complètement endormi, la tête repose sur l'oreiller, la physionomie est tranquille, la respiration ample et régulière. On l'appelle en lui criant aux oreilles, on lui ouvre les yeux, on le secoue, rien ne le tire du sommeil; un objet d'or est impunément posé sur différentes parties du corps, il ne sent rien. Après dix minutes, le réveil se fait spontanément; V... se frotte les yeux. a des pandiculations, des bâillements, comme au sortir d'un sommeil ordinaire. On renouvelle l'expérience en changeant le lieu d'application; sur le front, la nuque, le côté droit ou gauche de la tête, la main, jusqu'à la plante des pieds, l'effet est toujours le même.

Le lendemain, 25 mai, toujours en présence de plusieurs collègues de plus en plus intéressés à nos expériences, nous essayons la série des alcaloïdes de l'opium. Ces alcaloïdes ont donné une action commune, le sommeil, avec des phénomènes spéciaux à chacun d'eux, dont le plus important est la convulsion de la narcotine et de la thébaïne.

Les jours suivants, les expériences furent poursuivies avec le chloral, la digitaline, la quinine et la caféine.

Un soir, le malade étant couché, on glisse sous son oreiller un paquet de feuilles de jaborandi. En moins d'une minute, les paupières se ferment, le sommeil survient avec résolution complète. Trois minutes après, le sommeil cesse, la salive coule de la bouche, filante ; la peau est humide ; le malade s'essuie, se plaint de chaleur. En reprenant conscience, il annonce un goût sucré au moment où il boit du lait ou lorsqu'il met une cigarette à sa bouche. Cette action saccharifiante de la salive, consécutive à l'action de la pilocarpine, signalée par M. Vulpian, nous était inconnue ; c'est le malade qui nous l'a apprise. Nous ferons remarquer que dans cette expérience, la substance active n'avait eu aucun contact avec la peau était même demeurée éloignée.

Ici s'arrête la première série de nos expériences, et nous osons le dire, la plus importante et la plus décisive.

Comme on pense bien, malgré toute notre réserve, elles avaient fait du bruit et ému l'opinion dans l'École de médecine. Tous les médecins qui avaient voulu voir étaient surpris autant que possible, mais absolument convaincus de la réalité de ces phénomènes. Parmi ceux qui n'avaient pas voulu voir, comme c'est l'ordinaire, se trouvaient les opposants. Les uns niaient résolument, sans daigner s'expliquer davantage. D'autres concluaient que V... était un habile simulateur qui se jouait de nous. Tous les médecins qui ont manié des hystériques, qui ont fait de l'hypnotisme, de la suggestion et autres pratiques analogues, savent parfaitement combien cette supposition est oiseuse. Nous ne nous attarderons pas à le démontrer.

Ces procédés à notre égard ne pouvaient nous laisser indifférents, venant de personnes dont nous devions attendre de la bienveillance, mais ils ne pouvaient nous arrêter un instant, car nous savions que c'est l'accueil réservé à toute idée vraiment nouvelle qui trouble la douce quiétude de la routine. Nous savions, du reste, que ces attaques n'avaient point été épargnées aux Burq, Liébeault, Azam et autres ; en si bonne compagnie nous pouvions passer outre.

D'autres objections, celles-ci scientifiques, nous étaient faites en même temps ; nous sommes loin de les dédaigner, nous y reviendrons plus loin. Il est préférable auparavant de continuer l'exposition des faits.

Un de nos collègues de l'École, M. Cunisset, professeur de physique, prépara deux paquets qui furent présentés sans que nous sachions ce qu'ils renfermaient. Le premier fit dormir avec bâillements et nausées au réveil ; il contenait de l'opium. Le second produisit une brûlure intolérable ; c'était un sel de mercure. Nous considérons cette expérience comme étant d'une très grande importance.

A ce moment, on nous signala en ville une femme nommée Victorine M..., atteinte de grande hystérie. Ayant examiné cette femme, nous nous sommes assurés de la réalité de la maladie : elle était analgésique à droite et hyperesthésiée à gauche ; nous avons pu la faire passer par toutes les phases du grand hypnotisme à l'aide des moyens les plus variés. Ces constations faites, nous avons essayé les médicaments. Un paquet de chloral, après cinq minutes d'application sur la tête, a amené un sommeil calme avec réveil facile. Un fragment d'iodure de potassium sur le front et la nuque amène des bâillements. Un morceau d'opium la plonge dans un sommeil profond avec réveil lent. Une feuille de jaborandi sur le front donne du sommeil, du hoquet, du mâchonnement, de la salivation et le goût sucré de la cigarette, avec sensation de chaleur et moiteur de la peau.

Nous avions donc deux sujets qui réagissaient d'une façon semblable, ce qui nous permettait de comparer et donnait une plus grande portée aux résultats acquis.

Un jour, l'un de nous, traversant le jardin botanique, cueille quelques feuilles et fleurs de valériane, les enveloppe de papier et, bientôt après, les place dans la main de V… Celui-ci tombe d'abord en sommeil tranquille, mais bientôt et tout à coup il se lève ; les yeux ouverts, il marche en cercle, renifle, gratte la terre, trépigne et reprend son mouvement de manège. Cette scène a duré plus d'un quart d'heure et, par sa violence, a fort embarrassé l'expérimentateur qui se trouvait alors seul avec le malade, bien loin de se douter de ce qui allait survenir. Nous l'avons renouvelée souvent, et l'avons vue à peu près identique chez la femme Victorine M...

Une autre fois, nous avons appliqué sur le bras de V... une graine de noix vomique enveloppée dans du papier. La douleur fut atroce, le sujet fit un bond en poussant un grand cri, et se mit à gratter, jusqu'à déchirer la peau à la région qui avait subi ce contact. Cette noix vomique fut égarée dans la chambre. Le soir, le malade, la prenant pour un petit caillou, la ramasse, pousse le même cri, et la main se contracture immédiatement, retenant la graine qui fut arrachée à grand'peine et avait imprimé profondément ses arêtes dans la paume de la main. Nous n'avons jamais osé renouveler cette expérience, mais souvent nous nous sommes frotté la main avec une noix vomique et, touchant alors notre sujet, il éprouvait immédiatement un agacement très vif.

Sur la femme, nous avons un jour glissé une de ces graines dans son bas ; le contact fut très prolongé et l'action convulsivante si vive, surtout sur le diaphragme, les muscles du thorax et du larynx, que l'expérience fut réellement émouvante pour nous et nos collègues des écoles de Brest et de Toulon qui y assistaient, MM. les professeurs Merlin, Thomas, Fontan et Bertrand.

L'alcool nous donna, sur nos deux sujets, une violente ivresse avec tous ses phénomènes, excitation cérébrale, parole embarrassée, titubation, vomissements, mictions répétées. Les scènes furent si complètes qu'elles dépassèrent toute attente, toute prévision.

Sûrs alors de la réalité des faits, nous avons prié M. Duplouy, directeur de l'École, et tous nos collègues, médecins de la marine à Rochefort, de venir en être témoins. Nous avions déclaré à l'avance que nous acceptions toute expérience qu'il plairait à chacun de faire. M. Duplouy présenta sans succès un flacon de tabac en poudre, mais nous avions prévenu que le tabac, la nicotine, ne produisaient rien, ce que nous supposons dû à l'usage habituel du tabac à fumer. Un autre flacon, présenté par un des assistants, produisit quelques vomissements, de la salivation, un peu de diaphorèse. C'était du jaborandi. Nous provoquâmes alors une superbe ivresse alcoolique ; puis un tube que nous croyions contenir de la cantharide donna l'action de la valériane. Toute l'assistance fut témoin de notre stupéfaction et reconnut l'erreur. La valériane et la cantharide étaient dans des tubes semblables qui avaient été pris l'un pour l'autre. Cette erreur est des plus significatives.

C'est à ce moment, juin 1885, que V... fut envoyé à l'asile de Lafond (La Rochelle). Là, notre confrère, M. le médecin en chef Mabille, a répété et continué ces recherches. Son concours, son témoignage, nous ont été des plus précieux, sa complaisance nous a permis de les poursuivre parallèlement sur les deux sujets.

Sur la femme Victorine M..., l'eau de laurier-cerise a produit une extase religieuse avec visions, suivie de convulsions thoraciques et diaphragmatiques. Ce phénomène fut si surprenant et si beau que, non contents de le renouveler à plusieurs reprises, nous avons varié les essais.

Toutes les essences, les éthers, ont amené des hallucinations variées. L'essence d'absinthe a produit une épilepsie spinale caractérisée. Nous avons varié aussi les alcools et obtenu de chacun d'eux des effets spéciaux.

Nous terminerons cette série par deux applications thérapeutiques de la méthode, qui n'ont jamais manqué leur effet brillant sur nos sujets.

Le valérianate d'ammoniaque en solution diluée arrête instantanément les attaques convulsives les plus violentes. Le camphre fait disparaître les contractures. Nous prions nos confrères de vouloir bien rechercher ces actions et, dans les crises d'hystérie, présenter quelques instants, en un point quelconque du corps, un flacon de valérianate d'ammoniaque bouché, car l'odeur est fragrante, et la dose, pour être calmante, doit être des plus ménagées. Près des membres contracturés, qu'ils présentent un flacon ou un morceau de camphre, et nous avons bon espoir qu'ils verront l'accident se dissiper.

Si importants que fussent les résultats acquis, nous avions intérêt de savoir si nos sujets avaient des réactions tout exceptionnelles ou, ce qui était plus vraisemblable, si ces actions ne devaient pas se retrouver, avec des degrés et des nuances, chez tous les nerveux, tous les hystériques au moins.

Nous avons mis un flacon de chloral bouché dans la main d'une hystérique simple et, malgré des efforts évidents, malgré une conversation animée, elle a été prise bientôt d'un sommeil invincible. Malheureusement nous n'avons pas pu continuer à expérimenter sur cette femme.

A Paris, au service de M. Charcot, deux ou trois hystériques nous ont donné l'ivresse alcoolique avec titubation, vomissements et le reste. M. Féré a renouvelé ces expériences.

C'est alors que nous avons communiqué au Congrès de Grenoble (août 1885) les résultats acquis. M. le directeur Duplouy voulut bien, de son autorité scientifique, appuyer une communication qui pouvait soulever plus d'un doute. Malheureusement, nous ne pouvions montrer les faits aux membres du Congrès. Nous devons donc doublement remercier de son appui notre éminent directeur. Cette publication avait pour but d'appeler l'attention des neuro-pathologistes et de les porter à renouveler nos expériences, vérifier nos résultats, joindre leurs efforts aux nôtres, dans la détermination de ces phénomènes nouveaux.

Un peu plus tard, comme l'un de nous se trouvait à Toulon, il eut la bonne fortune de trouver deux sujets qu'il put expérimenter avec M. le professeur Félix Thomas et le docteur Pascal.

Pendant que, retenu loin de Rochefort, il s'efforçait ainsi de généraliser les résultats acquis, l'autre, poursuivant sur nos deux anciens malades, cherchait à préciser les conditions expérimentales, la distance à laquelle agissait la substance, les différences de son action en vases scellés ou bouchés, la dose nécessaire, la dilution.

Nous en étions là, lorsque nous avons reçu la visite de MM. Ch. Richet, Rondeau, Gley et Ferrari. A ce moment même, notre principal sujet était moins sensible ; par une sorte de transformation lente mais continue, il tendait tous les jours à reprendre son état normal. Cependant quelques expériences ont été assez frappantes.

Nous avons raconté ce fait à la Société de psychologie physiologique [1], et nous avons nous-mêmes présenté quelques objections à nos expériences. C'est ainsi que nous avons été parfois déroutés quand nous avons cherché à ébaucher les formules des lois des actions médicamenteuses à l'extérieur. Dans cet ordre d'idées, nous avons souvent rencontré des résultats paradoxaux et contradictoires. Parfois des retours d'anciennes impressions se produisant à contretemps troublaient nos conclusions. C'était la dernière action produite ou celle qui avait été répétée le plus souvent qui revenait hors de propos, par un véritable souve-

---

[1] Communication de MM. Bourru et Burot à la Société de psychologie physiologique (présidence de M. Charcot) dans la séance du 28 décembre 1885. Extrait de la *Revue philosophique*, mars 1886.

nir inconscient, quand la substance présentée était placée dans de mauvaises conditions pour agir franchement. Nous avons sincèrement fait part de nos mécomptes et cherché à en donner l'explication.

M. Ch. Richet a bien voulu appuyer notre communication en faisant connaître les résultats qu'il avait obtenus sur de nouveaux sujets. On nous permettra de reproduire intégralement sa réponse [1] :

« Les faits annoncés par MM. Bourru et Burot sont trop importants, trop imprévus, pour qu'on ne les soumette pas à un examen critique et expérimental approfondi, soit pour les appuyer, soit pour les combattre.

« Et, d'abord, il me semble qu'il faut éliminer tout à fait les expériences qui portent sur les substances volatiles, telles que l'alcool, l'essence d'absinthe, la teinture de cantharide, le valérianate d'ammoniaque. En effet, ces corps émettent des vapeurs sensibles, de sorte que, si le flacon n'est pas bien bouché, une personne dont l'odorat est délicat peut les reconnaître très facilement. Même, si le flacon est bien bouché, à moins qu'on n'ait pris des précautions tout à fait spéciales, il restera une parcelle de la substance odorante, et il me paraît, sinon impossible, du moins très difficile, d'avoir de l'essence d'absinthe dans un flacon bouché au liège, sans qu'on puisse, en flairant

---

1 Communication de M. Ch. Richet à la Société de psychologie physiologique (présidence de M. Charcot) dans sa séance du 28 décembre 1885. Extrait de la *Revue philosophique*, mars 1886.

le flacon, reconnaître par l'odeur qu'il contient de l'absinthe.

« Ce qui confirme, d'ailleurs, notre opinion. c'est que, d'après MM. Bourru et Burot, dans des tubes bouchés à la lampe nulle action médicamenteuse ne peut être observée. Certes, il est assez extraordinaire que l'odeur de l'absinthe provoque chez un sujet hypnotisé des phénomènes d'absinthisme. Toutefois, cela peut s'expliquer par une sorte d'autosuggestion, ou par une sensibilité plus grande aux actions toxiques. On provoque les phénomènes de l'ivresse, ainsi que j'en ai donné à diverses reprises de nombreux exemples, rien que par la suggestion. Donc, une trace d'odeur d'alcool peut produire les mêmes effets.

« C'est là une distinction que MM. Bourru et Burot n'ont pas, je pense, suffisamment établie, et qui me paraît fondamentale. Il ne faut donc retenir de leurs expériences que celles qui portent sur des substances médicamenteuses qui ne sont pas absolument volatiles. La strychnine, par exemple, la morphine, l'iodure de potassium, l'émétique, sont tellement stables que leur odeur est absolument nulle, et que. chimiquement, ils ne dégagent pas trace de vapeurs. Il y a un abîme au point de vue physique comme au point de vue physiologique, entre ces deux ordres d'action, et je ne puis comparer l'action d'un flacon qui contient de l'essence d'absinthe à celle d'un flacon qui contient de l'émétique ; car, si l'émétique mis dans un flacon qu'on place derrière la nuque, provoque des actions toxiques ou médicamenteuses, je dois supposer une action tout à fait inconnue, qui ne s'explique pas, dans l'état actuel de la science, tandis qu'avec l'essence d'absinthe, tant bien que mal, il m'est possible de l'expliquer.

« Nous poserons donc la question de la manière suivante :

« *Une substance non volatile, placée derrière la nuque ou dans la main d'une personne hypnotisable ou hypnotisée, peut-elle produire des effets physiologiques?*

« *Eh bien! si invraisemblable que soit le phénomène, il existe. MM. Bourru et Burot en ont donné des exemples très probants; et moi-même, recommençant l'expérience sur d'autres sujets, j'ai pu parfaitement la reproduire. L'effet est rapide et très intense.* Avec la morphine, avec l'iodure de potassium, avec la codéine, avec la pilocarpine, j'ai eu, sur quatre personnes différentes, des effets psychiques et somatiques incontestables. Les phénomènes observés sont à peu près les suivants : troubles de la respiration, angoisse précordiale, dyspnée, contracture, tremblement, sensation de froid, de chaleur, céphalalgie, douleurs abdominales, hébétude, etc. ; c'est surtout une sorte d'anxiété respiratoire qui semble être le premier phénomène et le plus marqué, ne faisant défaut que très rarement.

« Je le répète, cette action paraît, à première vue, très invraisemblable; toutefois, il n'est pas besoin, pour l'expliquer, de recourir à des hypothèses nouvelles, car l'autosuggestion et l'attention expectante peuvent, à la rigueur, suffire pour en donner la raison.

« Je dis à un sujet hypnotisé : « Attention ! je « place derrière vous une substance toxique. Vous « allez me dire ce que vous éprouvez. » Il n'est vraiment rien d'étonnant à ce qu'il éprouve, ou croie éprouver. ce qui est à peu près la même chose, des effets très intenses. L'expérience, faite ainsi. si merveilleuse qu'elle paraisse. n'est pas très concluante, et il faut recourir à une autre méthode, si l'on veut entraîner la conviction que les substances solides, non volatiles, agissent à distance sur l'organisation des individus hypnotisés.

« En outre, pour être absolument sûr que c'est bien la substance qui agit. il faut écarter aussi l'hypothèse de la suggestion mentale, autrement dit. il faut que l'opérateur ignore absolument la nature de la substance qu'il fait agir sur la personne hypnotisée. Nous croyons donc nécessaire de ne pas tenir compte des phénomènes banaux d'excitation ou de stupeur qu'on observe dans ces conditions, et de ne s'attacher qu'aux effets spécifiques, pour ainsi dire. et caractéristiques de chaque substance.

« En un mot, il faut pouvoir faire, d'après le tableau symptomatologique, le diagnostic de la substance agissante.

« Je l'ai essayé dans sept expériences, et il m'a semblé, en effet, pouvoir faire ce diagnostic (six succès sur sept expériences).

« Je ne veux pas encore donner le détail de ces faits ; ils sont trop invraisemblables (comportant d'ailleurs une certaine cause d'erreur que je compte bien déterminer) pour qu'on les affirme sans en être absolument certain. J'indique seulement la méthode employée, méthode qui me paraît pouvoir seule établir la certitude d'une action à distance, en dehors de l'autosuggestion, de la suggestion mentale et de l'attention expectante.

« 1° L'opérateur doit ignorer la nature de la substance qu'il fait agir ;

« 2° Il faut qu'il fasse le diagnostic d'après le tableau symptomatologique offert par le patient.

« 3° Pour simplifier le problème, il n'aura à choisir qu'entre un très petit nombre de substances, par exemple : strychnine (qui tétanise), émétique (qui donne des nausées et de l'angoisse), morphine (qui hébète et endort), eau (qui ne fait rien)[1].

« 4° La probabilité étant alors de 1/4, pour faire un diagnostic exact, on verra bien, au bout d'un petit nombre d'expériences, si l'on a un diagnostic meilleur que celui que pourrait donner le hasard. »

Nous ne saurions trop remercier notre aimable et si distingué confrère, M. Ch. Richet, de l'affirmation

---

[1] Il m'a paru qu'en imprégnant des cahiers de papier à cigarettes avec des solutions concentrées de ces substances, le mode opératoire était rendu très commode. On fera préparer ainsi par un collaborateur quelconque une douzaine de ces papiers, portant un numéro d'ordre, mais pour l'opérateur, n'indiquant rien, par rapport à la substance qu'ils contiennent.

décisive qu'il donne ici aux résultats de nos travaux.

Comme lui, nous avons été frappés de la banalité de certains phénomènes d'excitation ou de stupeur psychiques ou somatiques, que produisent toutes les substances actives, et nous avons pris soin de les écarter. « A ces phénomènes sans caractère, disions-« nous, succèdent des actions spécifiques. Ce sont « celles qu'il est important de dégager[1]. » Comme lui encore, nous avions été au-devant de l'hypothèse de la suggestion mentale en faisant préparer, nous l'avons dit plus haut, des flacons que nous présentions sans connaître leur contenu.

Nous n'avons pas attaché la même importance à la distinction des corps fixes et des corps volatils, car notre point de départ avait été *l'or métallique, l'iodure de potassium, le chlorure d'or*, corps absolument fixes ; il nous était donc impossible de nous arrêter à une explication basée sur la volatilité ou l'odeur.

Enfin, s'il est arrivé que les tubes scellés à la lampe n'aient pas donné de résultat, nous sommes loin d'affirmer qu'ils n'en puissent jamais produire ; nous ne saurions oublier que *le mercure a agi étant enfermé dans un tube de verre.*

Mais ce sont là des questions de détail à reprendre. L'important pour nous, encore une fois, est d'avoir attiré l'attention des savants sur des phénomènes qui,

---

[1] *Compte rendu du Congrès de Grenoble (Le Temps,* 22 août 1885).

non seulement pouvaient être mis en doute, mais encore repoussés sans examen, tant ils étaient étranges. Le témoignage de M. Charles Richet est un précieux appui dont nous lui sommes infiniment reconnaissants.

Depuis la fin de l'année 1885, des occupations d'un autre genre nous avaient empêchés de continuer ces études minutieuses qui demandent beaucoup de temps et de patience. Dans ces derniers temps nous avons pu les reprendre.

L'un de nous a rencontré une occasion particulièrement favorable. Il s'agissait d'une femme de la campagne, hystérique, complètement ignorante de tous les phénomènes de l'hypnotisme, ne sachant même ni lire ni écrire. Un jour, on lui mit un flacon entre les mains, la priant de le tenir un instant. Elle le prit sans aucune idée préconçue et bientôt elle s'endormit d'un sommeil calme avec rêves agréables, la physionomie était très reposée; c'était du bromure de camphre. Pendant qu'elle était sous cette influence, l'expérimentateur, qui se trouvait absolument seul avec le sujet, plaça en cachette et en prenant toutes les précautions voulues, un flacon d'alcool derrière la tête, sans contact; à son réveil, la malade était manifestement ivre et toute la journée et la nuit suivante, elle conserva de l'agitation, de la titubation et des vomissements. Elle avait la conscience qu'elle était ivre sans savoir comment cela lui était arrivé. La suggestion même en somnambulisme, ne put parve-

nir à faire disparaître complètement cet état. On comprendra facilement l'importance de cette expérience dans de pareilles conditions.

Et maintenant, nous poursuivons nos recherches sur tous les sujets nerveux que nous rencontrons ; nos résultats sont évidemment variables.

Un certain nombre d'expérimentateurs ont fait des observations nouvelles à ce point de vue, depuis que nous avons signalé ces faits au monde savant. Après M. Ch. Richet, que nous citions tout à l'heure, il nous suffira pour le moment de nommer M. Luys dont nous aurons bientôt à relater les importants travaux.

CHAPITRE II

PROCÉDÉ EXPÉRIMENTAL

Application des substances en vases clos ou à découvert ; au contact ou à distance — Dose. — Durée et choix du lieu d'application à l'état de veille ou de somnambulisme des sujets.

Après bien des tâtonnements et des essais, nous sommes arrivés à fixer les premières lois, les plus élémentaires, de la méthode expérimentale à employer.

Tout d'abord nous mettions la substance en contact avec la peau ; puis l'activité du mercure enfermé dans la boule du thermomètre nous montra à employer des flacons de verre bouchés hermétiquement, enveloppés de papier, pour que le sujet, les assistants et souvent l'expérimentateur lui-même, ne pussent soupçonner la substance expérimentée.

Toutefois nous devons dire que la substance agit d'autant mieux qu'elle est plus à découvert. Les tubes scellés à la lampe ne permettent pas constamment l'action de la substance qu'ils contiennent. Les flacons cachetés à la cire ont agi quelquefois, mais c'est encore une condition défavorable. Il nous paraît donc indispensable que les substances ne soient pas trop emprisonnées.

L'action de l'or s'exerçant à 5, 10 centimètres de distance, nous apprit à présenter les flacons sans contact avec la peau, en regard même des régions recouvertes par les vêtements. Cette distance, nous n'avons pu la déterminer encore exactement ; elle doit être très variable suivant les sujets ; habituellement nous plaçons la substance à 5 centimètres. Chez quelques-uns peu sensibles, il a fallu l'appliquer sur la peau pour avoir des effets ; chez d'autres, au contraire, le moindre contact produisait des contractures et des actions locales qui masquaient les actions générales.

L'énergie de certains poisons, comme les alcaloïdes, les huiles essentielles, nous démontra qu'il était préférable d'employer des solutions étendues plutôt que la substance elle-même. Nous évitons ainsi des actions brutales, toxiques qui quelquefois ne seraient peut-être pas sans danger, et toujours substitueraient des impressions et des réactions violentes mais banales, aux effets plus mitigés mais caractéristiques. Il y a un juste milieu à tenir, car si la substance est trop diluée, l'impression est trop légère pour donner une action bien réelle.

Certaines questions relatives à la dose, à la durée et au lieu d'application s'imposaient à notre attention.

Les doses suffisantes pour agir ne peuvent encore être déterminées.

La durée d'application varie beaucoup avec le sujet; elle est courte quand le flacon peut être maintenu, sans oscillations, en regard d'une partie découverte du corps.

Le choix des points d'application reste encore à déterminer, nous croyons cependant que les substances agissent aussi bien à n'importe quel point du corps.

Nous ne savons pas encore si la substance agit mieux en poudre ou en solution.

Chez nos deux sujets, c'est à l'état de veille que nous agissions, parce qu'ils étaient très sensibles ; pour la plupart des autres, on est obligé de les hypnotiser.

Une remarque intéressante, c'est qu'il est impossible par les procédés de l'hypnotisme, de faire cesser l'action quand elle a son maximum d'intensité, mais quand elle est à son déclin, il est facile de mettre le sujet en somnambulisme et de lui faire rendre compte de ce qu'il vient d'éprouver, des hallucinations que la substance médicamenteuse a provoquées.

En résumé, voici le procédé que nous employons :

Pour nos deux premiers sujets d'une sensibilité si exceptionnelle, nous attirions leur attention par quel-

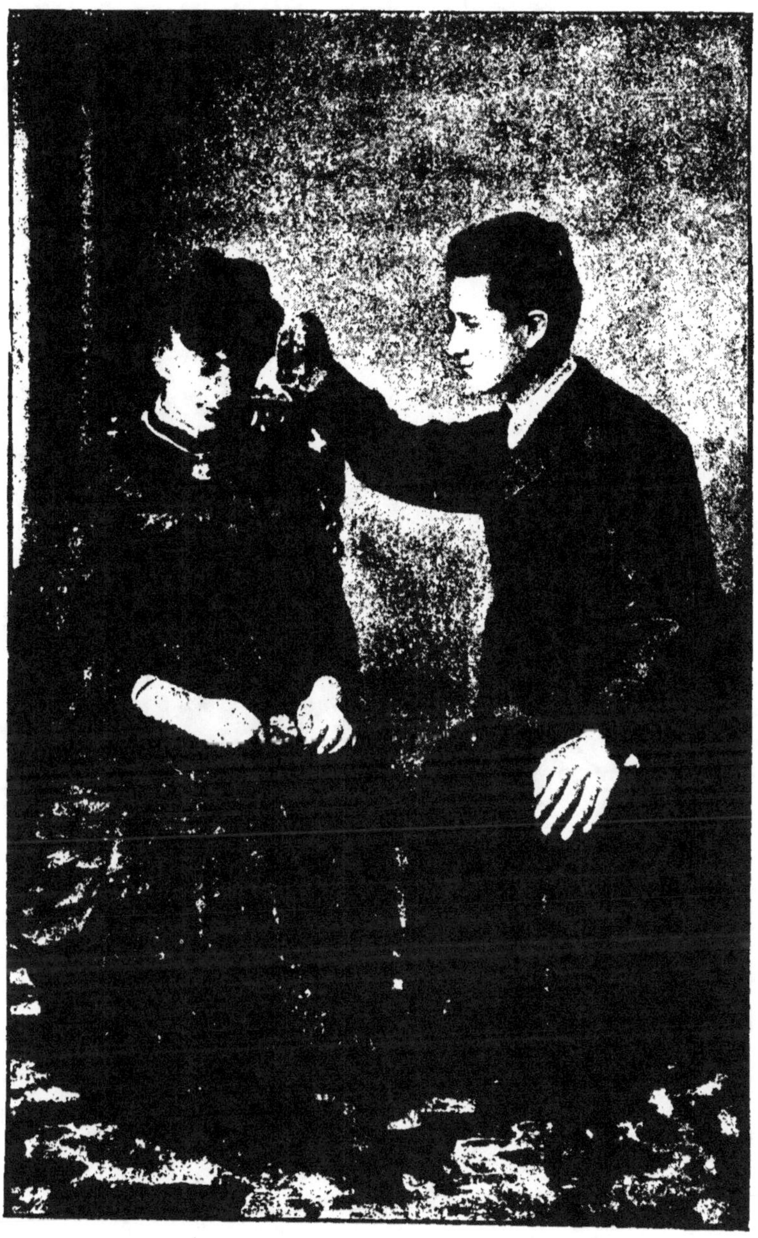

FIG. 1. — Procédé employé pour l'action a distance.

D'après une photographie de M. Godefroy, photographe a Rochefort.

que objet intéressant, pendant qu'une autre personne approchait la substance à une petite distance derrière la tête (fig. 1). Au bout de deux ou trois minutes, quelquefois moins, l'action commençait.

Chez les personnes moins sensibles, il faut un temps plus long ; on se sert alors avec avantage du procédé suivant : on entoure le cou d'une longue cravate et, dans les plis de cette cravate, on place le flacon ou la boîte contenant la substance ; on l'enlève quand l'action est bien dessinée.

Chez des sujets d'une sensibilité modérément développée, on fait prendre dans la main le flacon ou le papier contenant la substance active. Si l'on n'obient rien, on l'approche d'une partie quelconque du corps.

Il nous paraît très problable que le procédé le meilleur est variable avec les différents sujets.

CHAPITRE III

EFFETS DES MÉDICAMENTS ET DES POISONS

Action banale et action spéciale. — Narcotiques : opium, ses alcaloïdes, chloral. — Vomitifs : apomorphine, ipéca, émétique. — Purgatifs : podophyllin, scammonée. — Liqueurs alcooliques : alcool éthylique, alcool amylique, aldéhyde, champagne, kirsch, absinthe. — Antispasmodiques : eau de laurier-cerise, essence de mirbane. essence de menthe, eau de fleurs d'oranger, valériane, valérianate d'ammoniaque, camphre, musc. — Anesthésiques : éther, chloroforme. — Excitants : phosphore, cantharide. — Convulsivants : coque du Levant, noix vomique. — Médicaments divers : nicotine, vératrine, atropine, aconitine, digitaline, quinine, caféine, jaborandi, pilocarpine, croton, cocaïne, ergotine, bromure d'or.

A. *Premières expériences.*

Ce premier paragraphe est consacré tout entier aux expériences faites sur nos deux premiers sujets. Elles ont servi de guide à toutes celles qui ont été faites ultérieurement.

Quelle que soit la substance expérimentée, la première période de son action est tout à fait banale.

Les substances inactives en apparence, le verre, l'eau pure, déterminent toujours cette première période qui paraît consister dans une suspension de toutes les fonctions de relation. Nos sujets demeurent insensibles et inconscients pendant toute l'action ; l'hémiplégie et l'hyperesthésie qui leur sont habituelles disparaissent complètement.

Puis bientôt se déroule un tableau qui rappelle en partie les actions physiologiques et toxiques connues, auxquelles s'ajoutent, le plus ordinairement. des phénomènes tout nouveaux, quelques-uns extrêmement énergiques.

Voici le résumé du tableau qui s'est déroulé. toujours le même, pour chaque substance active, chez nos deux sujets. avec de simples variations d'intensité et de détail.

1° NARCOTIQUES. — L'*opium* brut détermine presque instantanément le sommeil profond, sans mouvement. La respiration est ample et régulière. le pouls est normal. Le sujet est insensible à toutes les excitations. Rien ne peut le réveiller. Le réveil se fait spontanément après un temps variable, avec pandiculations et bâillements. Ces phénomènes ont été identiques chez les deux malades. Ils disent tous les deux qu'ils ont dormi parce qu'ils étaient fatigués. La femme accuse un rêve pénible et désagréable.

La *morphine* détermine un sommeil rapide, la respiration est accélérée, la pupille se contracte à la lumière ;

le réveil est identique à celui de l'opium. L'atropine
fait cesser le sommeil et ramène la pupille à ses dimensions.

La *narcéine* produit aussi le sommeil, mais les paupières s'abaissent plus lentement; la bouche reste
ouverte, la tête se balance ; on note quelques nausées
et éructations; un peu de salivation. Le réveil est
brusque et le sujet tourne la tête de tous côtés avec
un regard anxieux. Les pupilles sont normales; le
pouls est lent. Le sujet profère quelques plaintes quand
on le touche ou qu'on veut le faire changer de position. Il présente plusieurs alternatives de sommeil
et de réveil. Au réveil définitif, il éternue, se frotte
les yeux; clignotement des paupières, bâillements et
crachotements, sensation de froid. Durée totale :
trente minutes.

La *codéine* détermine d'abord quelques légères convulsions, puis un profond sommeil avec ronflement,
quelques éructations suivies d'un sommeil silencieux.
Vomissements. Le sommeil devient calme ; on observe
des bâillements avec sensation de froid au réveil.

La *thébaïne* provoque d'abord des mouvements
partiels dans la face et les membres. Le sommeil est
de courte durée et se termine par des convulsions
générales cloniques.

Le *chlorhydrate de narcotine* produit des convulsions partielles suivies d'un sommeil léger avec douleur de la tête, plaintes et pandiculations.

Le *chloral* détermine rapidement le sommeil, avec

ronflement. Il se produit des mouvements des lèvres comme dans la dégustation et aussi des mouvements de déglutition. Le réveil peut être provoqué très facilement par un souffle sur les yeux. Après le réveil, pandiculations, sensation de froid, rêve agréable.

2° VOMITIFS. — L'*apomorphine* détermine une congestion très vive de la face et bientôt des nausées, des vomissements très abondants sans efforts, suivis de céphalalgie et tendance au sommeil.

L'*ipéca* produit presque instantanément de la salivation, des nausées et des vomissements, Le malade accuse le goût d'ipéca dans la bouche ; les nausées et les vomissements se répètent.

L'*émétique* produit quelques mouvements de la face et du clignotement des paupières ; les traits sont tirés et pincés. Surviennent ensuite de la salivation, des nausées et des vomissements, avec état de prostration très marqué. Ces effets ont été surtout très marqués chez le sujet mâle.

3° PURGATIFS. — Le *podophyllin* produit de la salivation, du crachotement suivi de nausées et de vomissements glaireux. Les nausées et les vomissements se répètent quelques instants.

La *scammonée* détermine des gargouillements et des contractions intestinales que l'observateur peut percevoir à la main. Le sujet accuse des envies d'uriner. Ces derniers effets ont été constatés seulement chez l'homme.

4° ALCOOLIQUES. — L'*alcool éthylique* sous forme d'alcool pur à 90°, d'eau-de-vie, détermine presque instantanément l'immobilité, les yeux à demi fermés ; le tronc se balance sur place. Le malade se lève et titube en marchant en tous sens (fig. 2) ; chante des chansons bachiques d'une voix avinée, danse, se couche à terre, a des éructations, des vomissements et tombe enfin dans un sommeil lourd. Au réveil, il titube encore, la tête lui tourne ; il a le goût d'eau-de-vie dans la bouche et il lui semble qu'il sort d'une orgie.

Cette scène d'ivresse s'est produite chez notre sujet masculin qui ne boit jamais ni vin, ni liqueurs alcooliques ; il ne boit que du lait.

Chez le sujet féminin qui a l'habitude des liqueurs, le tableau a été sensiblement le même. On nous permettra de faire remarquer que nous avions l'idée que l'action ne se produirait pas, en raison des habitudes de cette femme.

L'*ammoniaque* suspend ou arrête l'ivresse, suivant la durée de son application. Il suffit, en effet, d'approcher un flacon d'ammoniaque près du sujet ivre pour voir cesser l'effet. Cependant dans certains cas où l'ivresse était trop complète, le sujet ne pouvant rester un instant immobile, cette action antagoniste ne s'est pas produite, par défaut d'application de l'antidote.

L'*alcool amylique* pur donne une ivresse furieuse, le sujet frappe des coups de poing dans tous les sens et cherche à mordre.

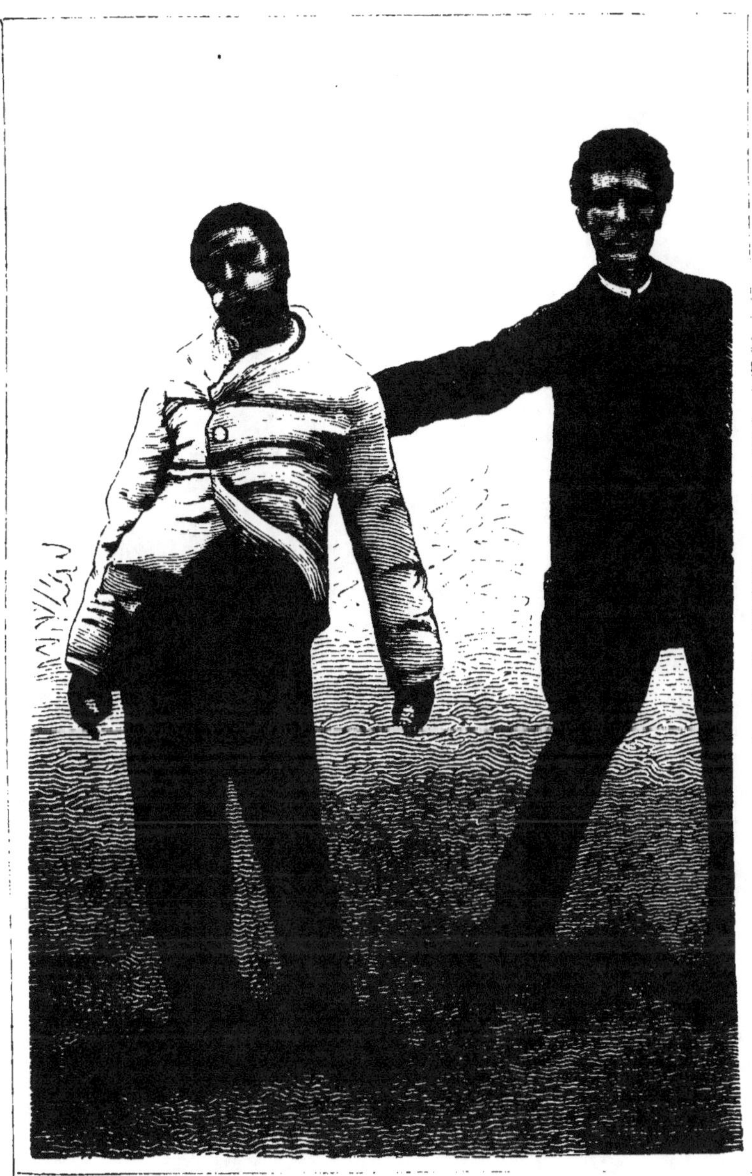

D'après une photographie de M. Godefroy, photographe à Rochefort.

Cette scène de rage dure plus de vingt minutes et rien ne peut l'arrêter, ni la compression des globes oculaires, ni le camphre, ni l'ammoniaque. Dès que l'excitation est un peu calmée on le met en somnambulisme et il rend compte de son hallucination; il s'est battu avec des brigands qui ont voulu lui donner un coup de couteau à la gorge. A son réveil, il titube encore et éprouve des tournements de tête.

L'eau-de-vie de *qualité inférieure* produit le même effet.

L'*aldéhyde* détermine presque immédiatement un état de prostration complète. La femme sur qui on fait cet essai profère un cri plaintif : la respiration est stertoreuse; la langue est renversée en arrière au fond de la bouche. La figure est crispée et présente un air d'abrutissement. Enfin elle pousse un grand soupir, et la figure change d'expression. On cherche à connaître l'hallucination ; elle dit qu'on voulait l'empoisonner avec une substance qui avait mauvais goût. A son réveil, elle présente un air d'hébétude et se plaint de mal à l'estomac.

Le *champagne* produit une ivresse plus gaie avec sautillement et excitation génésique. Chez la femme enivrée de champagne, la musique produit des effets remarquables : un air gai la transporte, un rythme triste la fait fuir. Parfois à l'ivresse se joint une excitation hystérique; dans ce cas, il faut commencer par présenter le valérianate d'ammoniaque pour faire cesser cette excitation, et alors l'ammonia-

que dissipe l'ivresse. C'est donc une action double que l'on doit produire, et ce fait nous a été révélé un jour que la femme avait été très surexcitée au cours de l'ivresse; nous avons essayé en vain de la calmer par l'ammoniaque, et c'est après avoir eu l'idée d'essayer le valérianate, que l'excitation hystérique a cessé; l'ivresse gaie a seule continué et alors l'ammoniaque l'a dissipée.

Le *kirsch*, chez la femme, donne la scène de l'ivresse; elle danse en levant ses robes et paraît éveillée, mais bientôt la figure devient triste, elle cherche à se battre. A son réveil, elle a le goût de kirsch dans la bouche.

La *liqueur d'absinthe* pure, dans un flacon de 100 grammes environ, détermine tout d'abord un peu d'excitation : la femme s'arrache les cheveux comme une folle; les yeux sont à demi fermés. Elle se lève et veut marcher, mais elle ne peut se tenir debout, elle traîne la jambe qui semble paralysée; on la couche et elle ne peut plus se relever, la jambe gauche étant immobile et croisée sous l'autre. Elle éprouve cependant le besoin de marcher et elle se traîne.

Le bras gauche est aussi paralysé. Elle remue constamment le bras droit; elle ne peut rester en place. On lui demande l'hallucination qu'elle a eue. On l'a frappée de coups de bâton sur tout le côté gauche. La parole est très difficile, et c'est avec beaucoup de peine qu'elle se fait comprendre. A son réveil, elle se plaint de constriction à la gorge et a de l'embarras

de la parole. Elle traîne encore la jambe plus de dix minutes après son réveil.

L'*essence d'absinthe* diluée produit très rapidement des convulsions épileptiformes d'abord locales, puis générales, avec trépidation épileptoïde des membres, de la tête et du tronc. Ces mouvements sont alternatifs dans les différentes parties du corps ; le simple contact de la main sur le bras détermine une trépidation de ce membre, puis s'étend à l'autre bras et au reste du corps. Quand le membre est en mouvement, il suffit d'une pression un peu énergique et soutenue avec la main pour l'arrêter ; on le fait repartir par un autre contact. Un jour, ayant présenté de la *chartreuse*, nous avons obtenu une ivresse furieuse suivie de résolution musculaire pendant laquelle il suffisait de toucher un point du corps pour provoquer une trépidation épileptoïde que nous ne savions à quoi rattacher et qui paraît aujourd'hui devoir être attribuée aux essences.

5° ANTISPASMODIQUES. — L'*eau de laurier cerise* a déterminé chez la femme des phénomènes si surprenants que nous les avons étudiés à plusieurs reprises et analysés dans tous leurs détails.

C'est d'abord une extase religieuse qui commence presque instantanément et qui dure plus d'un quart d'heure. Quelques secondes après l'application de la substance, les yeux regardent en haut, les bras se lèvent très lentement, les mains tendues vers le ciel.

La figure extatique respire la béatitude, les yeux sont mouillés de larmes (fig. 3). La position change et est en rapport avec l'objet invisible qu'elle ne veut pas quitter des yeux ; les mouvements sont très lents. Elle tombe à genoux, la tête se fléchit, les mains se rapprochent des lèvres, elle est dans l'attitude de la prière (fig. 4) ; bientôt elle se prosterne en adoration, elle pleure, la tête touchant à terre. L'expression de la physionomie varie, elle est en rapport avec l'attitude qui est celle de l'adoration, de la supplication, de la prière et du repentir (fig. 5). Plus tard, elle se renverse en arrière, s'étend à terre les bras ramenés sur la tête. A ce moment, surviennent des mouvements convulsifs des muscles thoraciques et du diaphragme avec quelques légères secousses dans les membres ; l'expression de la physionomie est celle de la douleur (fig. 6). Enfin, calme avec sommeil.

A ce moment, on la somnambulise et on lui demande ce qu'elle vient de voir. Elle répond qu'elle a vu *Marie, la sainte Vierge*, vêtue d'une robe bleue avec des étoiles d'or, les cheveux blonds et une belle figure rosée ; elle est si bonne, si douce, qu'elle voudrait toujours la voir. Malheureusement, elle n'est pas de sa religion (cette femme est israélite). Elle lui a reproché la vie de désordre qu'elle menait ; elle lui a dit de prier jusqu'à ce qu'elle change de conduite. Elle lui a donné sa bénédiction, enfin elle l'a renversée en arrière parce qu'elle était une pécheresse. A son réveil, elle a un bon goût à la bouche.

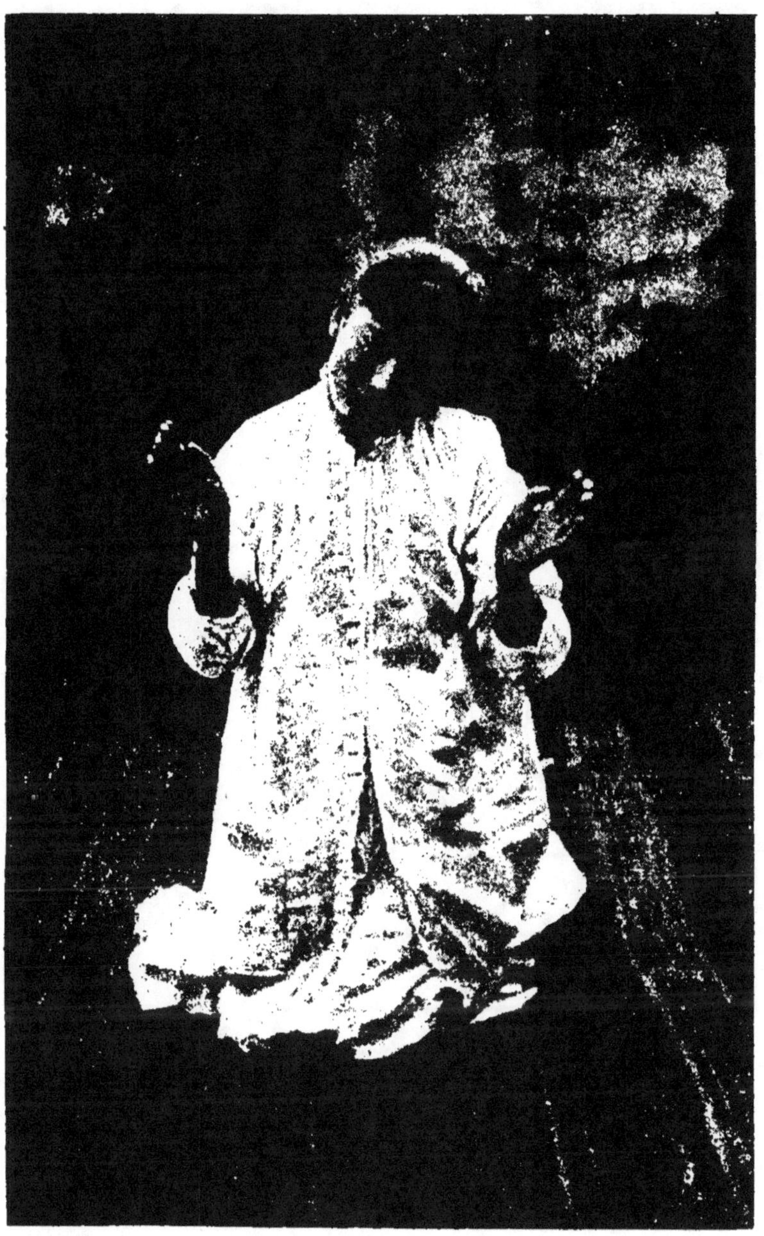

Fig. 3. — Eau de laurier-cerise
Extase religieuse.

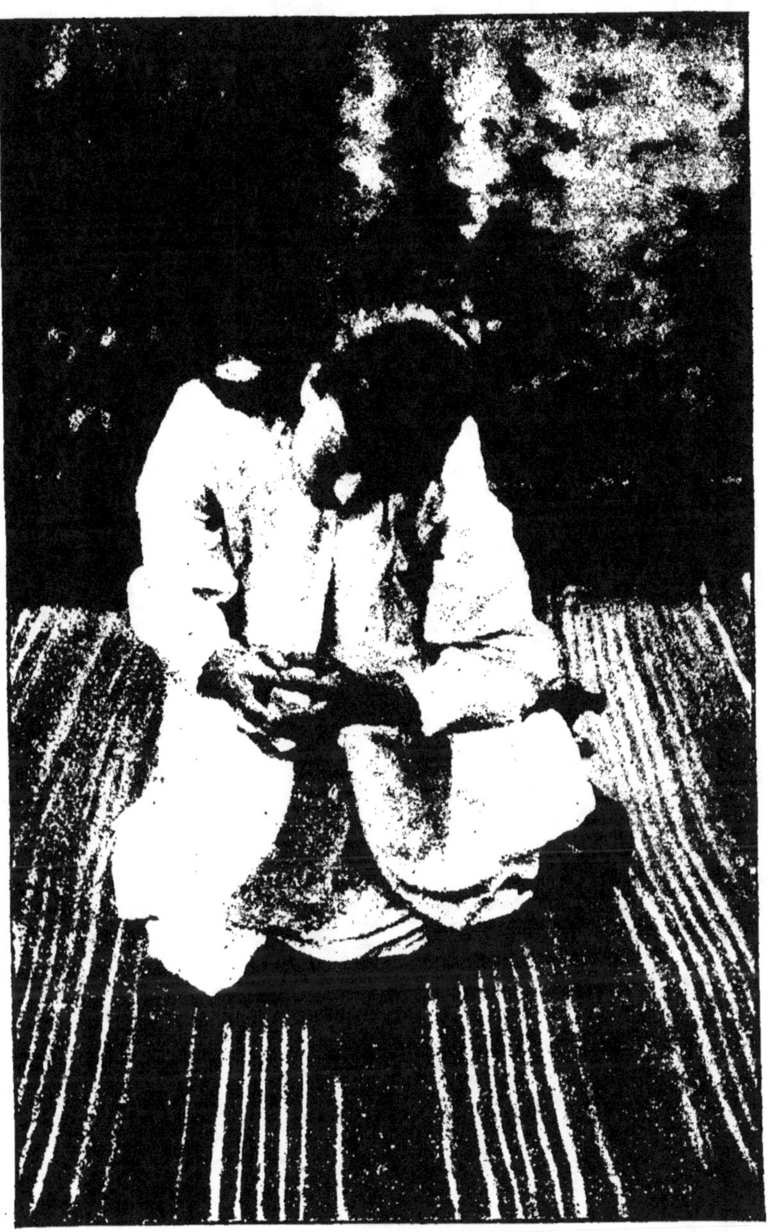

Fig. 4. — Eau de laurier-cerise.

Attitude de prière dans l'hallucination religieuse.

D'après une photographie de M. Godefroy.

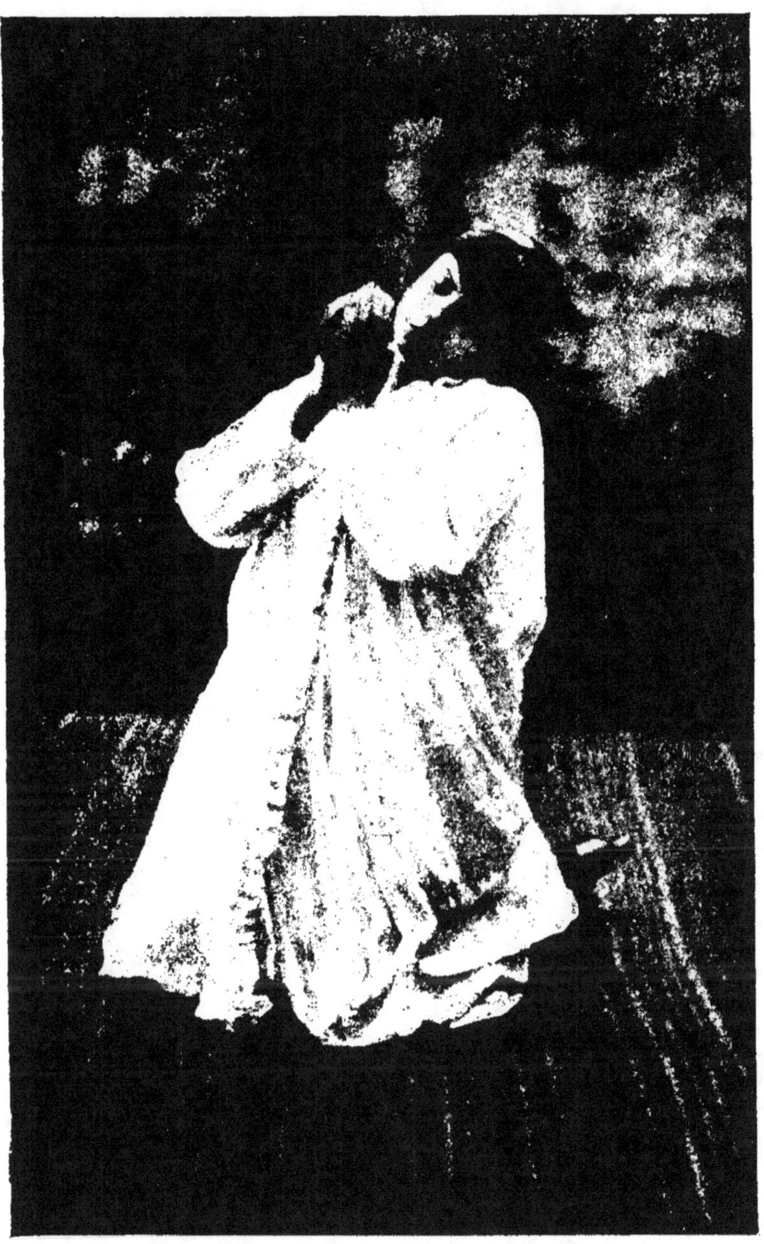

Fig. 5. — Eau de laurier-cerise.
Autre attitude de prière dans l'hallucination religieuse
D'apres une photographie de M. Godefroy.

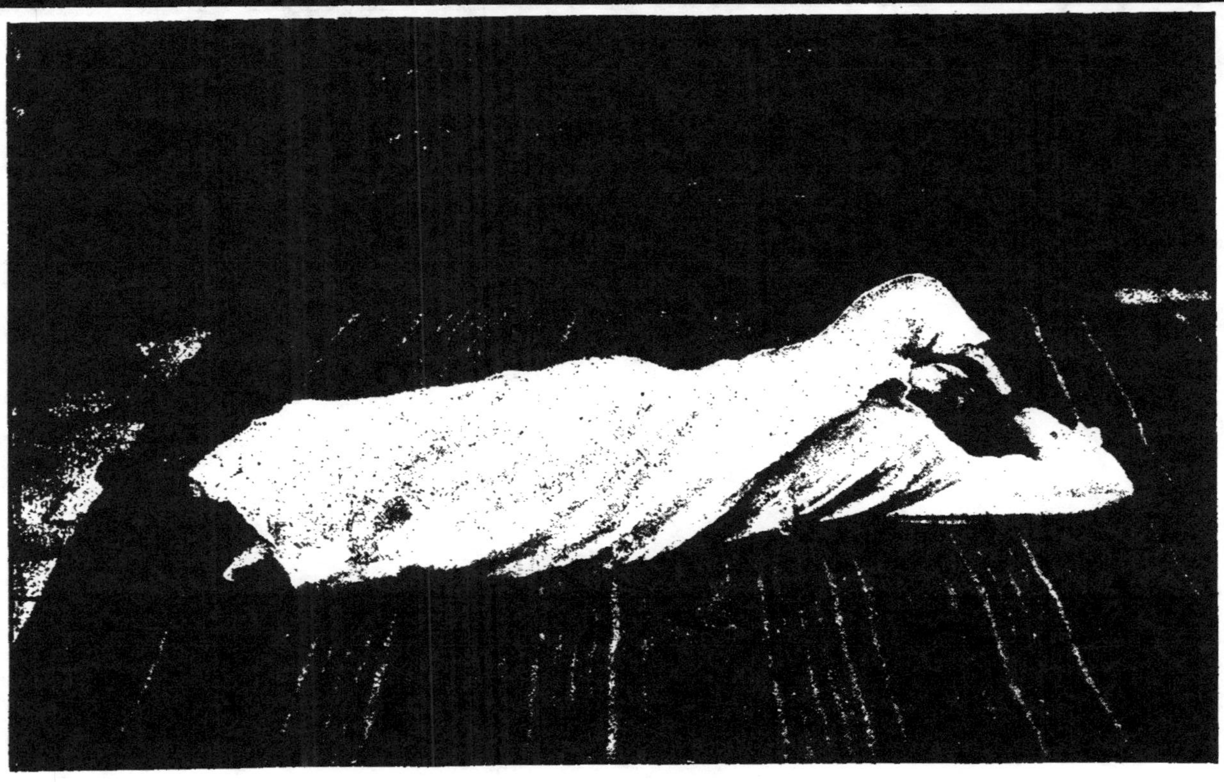

Fig. 6. — Eau de laurier-cerise.

Dernière phase ; renversement en arrière, convulsion respiratoire.

D'après une photographie de M. Godefroy.

Ce tableau nous a vivement frappés ; nous étions loin de nous attendre à une extase religieuse chez une fille de mauvaise vie, et à la vision de la Sainte Vierge chez une israélite. Aussi nous avons répété l'expérience plusieurs fois et toujours avec le même résultat. Chaque fois, elle nous a dit exactement le nombre de visions qu'elle avait eues déjà. Toutefois il faut faire la remarque que le nombre qu'elle indique n'est pas exactement celui qui répond aux visions, mais à la répétition de l'hallucination en somnambulisme. Si on lui fait voir la Vierge par l'eau de laurier-cerise sans lui faire rendre compte de sa vision quand l'action est épuisée, elle n'en tient pas compte dans l'expérience suivante.

Tout d'abord, nous avons cru que c'était l'acide cyanhydrique contenu dans l'eau de laurier-cerise qui produisait cette extase. L'*acide cyanhydrique* en solution dans l'eau à faible dose, a déterminé d'emblée de grands mouvements suivis de secousses convulsives des bras, des muscles thoraciques et surtout du diaphragme.

Le *cyanure de potassium* en solution à 1 pour 100, essayé pour vérifier l'action de l'acide cyanhydrique, a également produit des mouvements convulsifs très accentués de tout le corps, mais surtout des bras et de la poitrine, convulsions du diaphragme avec respiration superficielle, ventre excavé, poitrine bombée et comme soulevée du tronc. A ce moment, l'hallucination était triste ; la femme voyait son père battant sa mère ; elle a voulu intervenir, mais elle a reçu un coup de couteau dans le flanc. A son réveil, elle accuse un goût salé dans la bouche.

Ces deux expériences nous ont démontré que l'acide cyanhydrique de l'eau de laurier-cerise déterminait les convulsions thoraciques terminales, mais ne donnait pas l'extase.

Il restait à expérimenter l'huile volatile de laurier-cerise. Pure, cette essence a déterminé de grands mouvements, des contorsions et des convulsions ; l'excitation était trop forte. Diluée, elle a déterminé immédiatement l'extase, sans produire de convulsions terminales ; la vision est la même, c'est toujours la Vierge.

L'analyse physiologique de l'eau de laurier-cerise était faite : l'huile essentielle étendue produisait l'extase, et l'acide cyanhydrique, les convulsions.

Pour compléter cette analyse, il nous restait à essayer l'*essence de mirbane* ou *nitro-benzine* qui a la même odeur que l'eau de laurier-cerise, mais qui a une composition différente. L'*essence de mirbane* diluée détermine des secousses convulsives dans tout le corps, les yeux sont à demi ouverts. Bientôt on observe un tremblement rythmé du bras droit, puis le bras se lève comme si le sujet exécutait un dessin. La tête se soulève légèrement. Parfois il se produit un léger tremblement du bras gauche. Le sujet dit qu'il vient de faire un dessin.

Chez l'homme, l'*eau de laurier-cerise* n'a pas déterminé l'extase, mais des convulsions thoraciques presque immédiates, hoquet, salivation et picotements de la poitrine. L'*essence d'amandes amères* n'a produit que l'excitation sans extase. L'*essence de mirbane* a donné des convulsions du bras avec la même hallucination de la leçon de dessin.

Diverses *autres essences* ont été expérimentées. Il nous a semblé que pures ou concentrées, elles produisent une grande excitation se manifestant par des contorsions et des grands mouvements avec hallucinations tristes. Ainsi, avec l'*essence de lavande*, c'est un bateau qui va au fond de l'eau ; l'*essence d'anis* donne l'hallucination de saltimbanques que le sujet cherche à imiter. Au contraire, diluées dans l'eau, elles produisent des mouvements plus lents avec hallucinations gaies. Avec l'*eau d'anis*, la femme se met à genoux les mains en l'air comme si elle cherchait à saisir un objet ; elle voit un bel oiseau bleu dont elle veut s'emparer. L'*essence de menthe* diluée produit chez la femme une hallucination voluptueuse bien différente de celle de la cantharide ; c'est une extase amoureuse avec enlacements ; un sommeil très calme et prolongé lui succède. L'*eau de fleurs d'oranger* détermine presque instantanément un sommeil calme, avec figure reposée ; le réveil se fait naturellement et sans fatigue.

Avec la *valériane*, l'immobilité et une résolution complète sont presque instantanées. La bouche est entr'ouverte ; la respiration facile et calme, le pouls normal. Il se produit quelques mouvements dans les membres et une grande inspiration. Le sujet se lève alors et tourne en manège. Ronflement bruyant. Il gratte la terre avec les deux mains, fait un trou et cherche à y mettre le visage (fig. 7). Trépignements violents. Résolution musculaire alternant avec des propulsions subites. Si on place à terre un flacon de valériane, il le cherche en reniflant ; arrivé près du flacon, il se jette sur lui, gratte la terre et recommence la scène (fig. 8). Le flacon caché de différentes manières a toujours été retrouvé ainsi, parfois hors de la volonté de l'expérimentateur. Au réveil, il se plaint d'un goût amer ; il a du crachotement ; il se gratte la main en regard de laquelle a été placé le flacon.

Des feuilles et des fleurs fraîches de valériane produisent les mêmes effets. mais moins accentués. C'est même avec de la valériane fraîche que ce tableau a été obtenu pour la première fois, et à la stupéfaction de l'expérimentateur qui était effrayé. Ces effets se produisent à peu près identiques chez les deux sujets (fig. 9).

Le *valérianate d'ammoniaque* de Pierlot a donné une action d'un genre tout différent. Pas la moindre excitation préalable ; sommeil avec résolution musculaire complète et presque instantanée. Cet état dure dix minutes ou un quart d'heure et se termine par un réveil spontané. La femme dit qu'elle vient de dormir pendant plusieurs heures, et la tendance au sommeil persiste encore quelques instants ; elle se plaint de bruissements dans les oreilles.

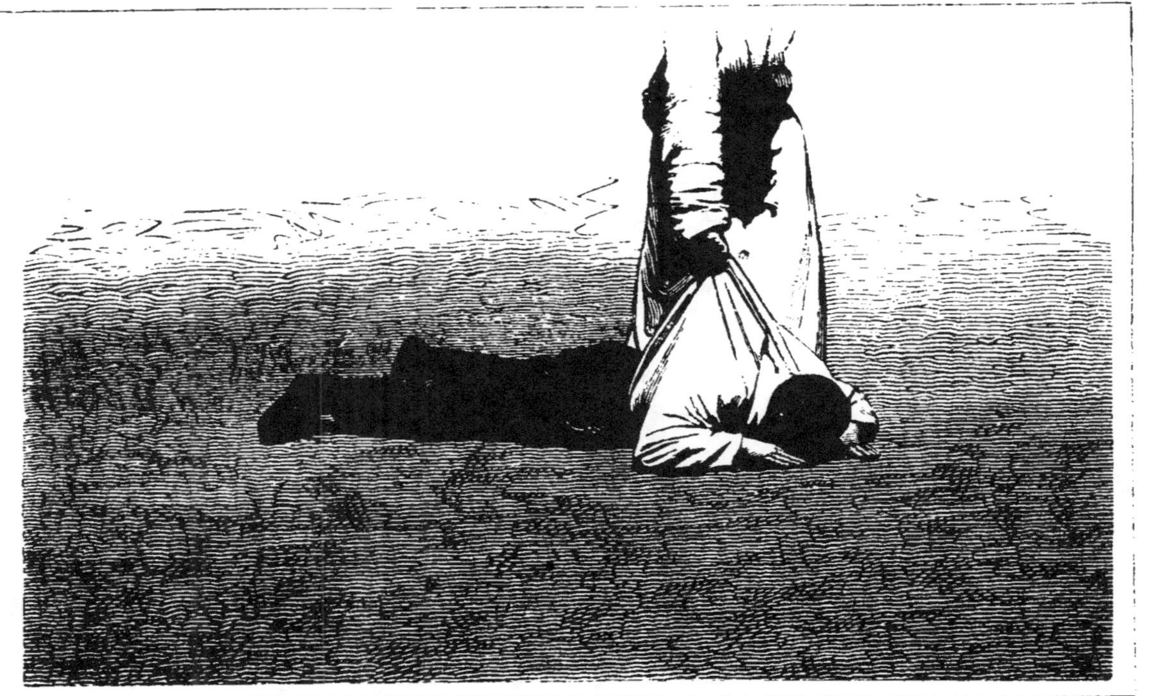

Fig. 7. — Valériane.

Le sujet met le visage dans le trou qu'il vient de creuser à la place du paquet de racine de valériane.
D'après une photographie de M. Godefroy.

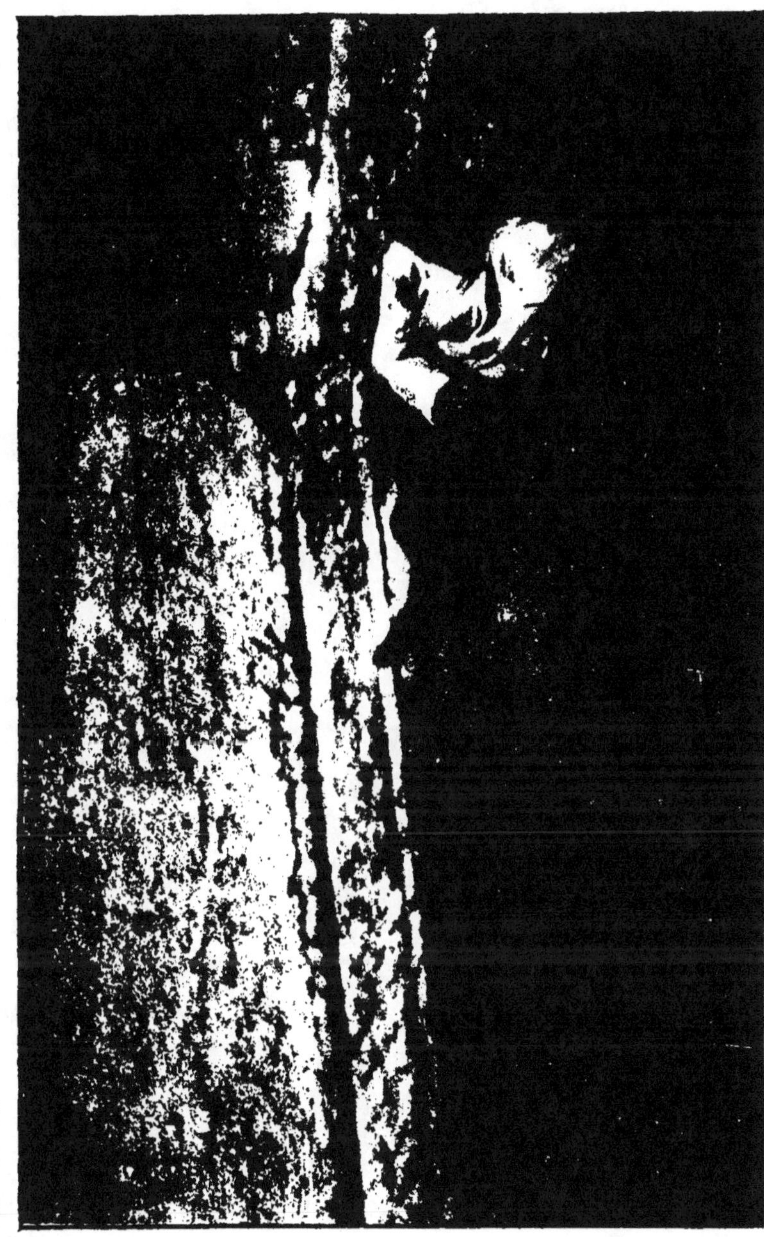

FIG. 8. — Valériane.
Le sujet se roule sur le paquet de valériane.
D'après une photographie de M. Godefroy.

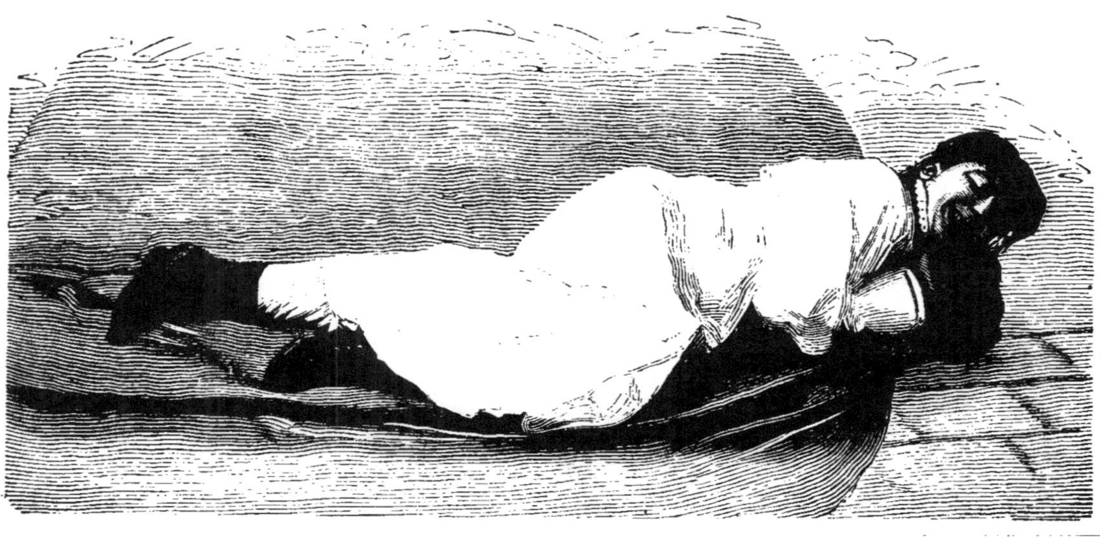

Fig. 9. — Valériane.

La femme se roule sur le tapis et le mord.

Nous avons constaté un fait qui nous paraît d'une grande importance. En pleine crise hystérique, il suffit de présenter le valérianate d'ammoniaque pour plonger instantanément le malade en résolution et faire cesser toute espèce d'excitation. Si l'on présente ce médicament au milieu du tableau de l'extase, celle-ci cesse rapidement et les convulsions thoraciques n'ont pas lieu, mais elles sont remplacées par un sommeil très calme. On peut se servir avec avantage du valérianate d'ammoniaque à la dose de 15 centigrammes, trituré avec 15 grammes de sucre.

Chez l'homme, le valérianate d'ammoniaque produit le même effet calmant avec cette différence que le sommeil est précédé et suivi d'une douleur abdominale assez violente. Le sujet porte les mains sur son ventre et pousse des cris comme s'il souffrait beaucoup. Un fait nous a frappés, c'est qu'il comprimait lui-même sa zone hystérogène comme pour apaiser sa douleur. Nous avons alors constaté que la zone hystérogène avait complètement disparu et qu'on pouvait dans cet état comprimer n'importe quelle partie du corps sans déterminer de crise. De plus, nous avons pu nous rendre compte qu'il suffisait de lui présenter le flacon pour faire cesser toute espèce de crise, même la plus violente. C'est de la sorte que M. le Dr Mabille réussissait à arrêter, chez notre hystérique mâle toute espèce de crise. Ainsi la crise si effrayante qui succède à l'hallucination de la vipère était instantanément arrêtée par ce moyen.

Nous avons voulu faire l'analyse du valérianate d'ammoniaque et savoir quel était l'élément qui produisait l'effet calmant. L'ammoniaque liquide a déterminé de l'excitation respiratoire avec anhélation. L'acide valérianique pur a donné à peu près le tableau de la valériane ; de sorte que nous n'avons pas pu dissocier l'effet calmant.

Le *camphre* produit d'abord des convulsions toniques légères auxquelles succède bientôt une résolution complète avec sommeil. Le réveil est naturel et spontané après vingt minutes.

Ce médicament a la propriété de dissiper presque instantanément toute contracture. Avec un petit flacon de camphre, on enlève la contracture d'un muscle en présentant le flacon près de cette partie ; si la contracture est générale, on la fait disparaître en promenant le flacon autour de la tête. Ainsi la contracture générale des membres et du corps est résolue en présentant le camphre devant le front et autour de la tête. On contracture un bras et on opère le transfert sur l'autre bras en approchant de ce membre le flacon de camphre. On amène alors la résolution de ce même côté en insistant avec le même médicament.

Dans tous les cas, il y a un sommeil consécutif très calme, avec respiration facile, qui dure de cinq à dix minutes et que rien ne peut dissiper. Réveil spontané en se frottant les yeux.

Le *musc* sous forme de teinture pure a donné une

violente crise hystérique; dilué, il a produit une excitation plus légère.

6° ANESTHÉSIQUES. — L'*éther* en nature détermine de la somnolence avec respiration accélérée, convulsive, stertoreuse. On observe de violents mouvements convulsifs de la poitrine, puis résolution et douleur au sternum. La femme dit qu'on a voulu l'empoisonner et a le goût d'éther dans la bouche.

L'*eau chloroformée* produit quelques légers mouvements convulsifs et un état de somnolence avec marmottements de temps à autre. On observe un soulèvement brusque de la poitrine avec mouvements respiratoires précipités; le tremblement cesse et fait place au stertor. Il se produit un léger tremblement latéral de la tête à très courtes oscillations et enfin des mouvements des bras comme si le sujet battait du tambour. Enfin, calme et résolution absolue, sommeil avec pupilles contractées. Il dit qu'il vient de voir la comédie et qu'il battait de la grosse caisse. A son réveil il est poursuivi par une odeur insupportable éthérée.

7° EXCITANTS. — L'*eau phosphorée* détermine chez la femme du tremblement de la tête qui s'accentue et s'étend aux membres supérieurs, au tronc, à l'abdomen, aux membres inférieurs, et disparaît dans l'ordre inverse. La respiration est ample et régulière. Elle menaçait quelqu'un comme si elle voulait le battre. Elle dit qu'un homme voulait l'empoisonner avec une poudre jaune.

Chez l'homme, on constate d'abord un état de somnolence avec salivation et mâchonnements, il s'essuie le front, tremblement léger de la tête, puis instant de résolution. Tout à coup il se lève en proie à une hallucination terrifiante, il se retire et fait un mouvement de recul comme pour éviter quelque chose. Il tombe à genoux les mains jointes comme pour demander grâce ; à son réveil il est pris d'un tremblement général, mais prédominant du côté gauche. Enfin il a du tremblement des jambes et ne peut se tenir debout ; la bouche est pâteuse avec un mauvais goût qu'il ne peut définir.

La *cantharide* produit des effets assez différents chez l'homme et chez la femme, pour nécessiter une description spéciale :

1° Chez la femme. — Il se produit de la somnolence pendant laquelle on constate dans les deux bras un tremblement qui dure quelques minutes ; un second phénomène apparaît, c'est un mouvement de concentration du corps, puis mouvement de reptation ; le tronc et la tête sont soulevés. Succède un mouvement de rotation, le ventre servant de pivot, un bras est immobile et replié sous le corps. Les mouvements sont d'une lenteur remarquable et comme ondulants.

Aspect voluptueux de la face, attitude passionnelle, enfin mouvements alternatifs de reptation et de rotation sur l'axe. Le réveil se fait presque subitement et sans fatigue. Durée totale : trente minutes. Après le réveil, ardeur de la vessie jusqu'au lendemain.

2° Chez l'homme. — La somnolence commence encore la scène. Hémichorée gauche de la face et des membres. (Le malade a une hémiplégie droite.) Facies voluptueux. Mouvements variés de reptation et de rotation sur l'axe et de rotation en rayon de roue, la tête servant de centre. Mouvements passionnels dans des positions variées ; concordance de l'attitude de toutes les parties du corps avec les paroles prononcées dans une hallucination complète. Après le réveil, ardeur de l'urètre pendant plusieurs heures.

Le *camphre* fait cesser immédiatement l'action de la cantharide qui se reproduit si on approche un flacon de cantharide et qui cesse si on approche de nouveau un flacon de camphre. Le fait d'antagonisme a été constaté sur les deux sujets.

8° CONVULSIVANTS. — La *coque du Levant* passée rapidement au-dessus de la main, sans toucher, provoque chez l'homme une douleur atroce qui arrache un cri déchirant ; approchée lentement et à une certaine distance, elle détermine des mouvements convulsifs choréiformes qui durent plusieurs minutes.

La *noix vomique* produit chez les deux sujets des convulsions toniques avec opisthotonos, contracture des sterno-mastoïdiens et gonflement des veines du cou ; puis secousses convulsives se répétant plus ou moins souvent et alternant avec des mouvements de torpeur ; au réveil il y a expuition, parfois vomissements et goût amer dans la bouche.

A ce propos nous ne pouvons nous empêcher de rapporter un fait des plus significatifs. — Le 9 septembre 1885, pendant une scène d'ivresse provoquée par l'application extérieure d'une bouteille de champagne, nous avons glissé dans le bas de V... M... une graine de noix vomique. Après quelques minutes, surviennent des convulsions toniques du tronc et des membres en extension avec secousses, des convulsions du diaphragme, des efforts de vomissement, une congestion de la tête telle que les jugulaires et les veines frontales semblent près de se rompre. Au réveil, V... M... se plaignait en termes énergiques d'un goût amer (goût de fiel) qu'elle avait à la bouche et qu'elle retrouvait dans l'eau et les liqueurs qu'on lui présentait pour l'en débarrasser.

Chez l'homme, du reste, une graine de noix vomique ne peut être supportée sur la main ; dès qu'on le touche avec cette graine, il pousse un cri de douleur. La première fois, la graine a échappé à l'expérimentateur et est restée dans la main du sujet ; sa main était alors si contracturée que les arêtes de la noix ont pénétré dans la peau et fait une plaie.

Une curieuse expérience a été tentée par M. Mabille, à l'asile de Lafond. Elle a été racontée par un médecin parisien, ancien interne très distingué des hôpitaux [1] : « Trois personnes étant dans une pièce différente de celle où se trouvait l'hystérique, se frottèrent la paume de la main, l'une avec une noix vomique, la deuxième avec une pièce de monnaie, la troisième avec son autre main ; puis toutes trois allèrent serrer la main au sujet comme pour prendre congé de lui. Celui-ci reçut sans broncher les poignées de main des deux visiteurs qui n'avaient subi aucun contact médicamenteux. A peine eut-il touché la main qui avait été frottée avec la noix vomique, qu'il fut pris d'une secousse tétanique aussi violente que subite. »

9° MÉDICAMENTS DIVERS. — Le *tabac* et la *nicotine* elle-même n'ont jamais rien produit de spécial. L'inaction de substances si énergiques était faite pour surprendre. Nous pensons l'expliquer par l'usage continuel que le sujet faisait du tabac.

La *vératrine* produit une légère dilatation de la pupille et du larmoiement sans le moindre tremblement ; la respiration est presque suspendue ; le pouls est fréquent. Quand le sujet revient à lui, il dit qu'il ne voit que du brouillard, qui se dissipe peu à peu. Tout paraît gris. La pupille revient sur elle-même. Enchifrènement, picotements et chatouillements du

---

[1] *Concours médical* du 3 octobre 1885.

nez, céphalalgie, frissons dans tout le corps et bâillements. Goût de plâtre dans la bouche.

L'*atropine* pure détermine d'abord un hoquet et
autres phénomènes bulbaires. Les pupilles se dilatent
à la longue. Au bout de dix minutes, retour de la
sensibilité avec pandiculations, bâillements, photo-
phobie.

En solution aqueuse à 1/100, elle fait dérouler chez
l'homme un tableau prolongé ; ce sont les souvenirs
d'une époque de sa vie qu'il ne se rappelle pas dans
son état habituel. L'antagonisme de la morphine a été
frappant. Au plus fort de l'hallucination, le flacon de
morphine étant approché, le sujet tombe instantanément inerte et endormi. Après quelques minutes, il
se réveille et reprend l'action interrompue que la
morphine fait encore cesser au gré de l'expérimentateur. C'est à M. Mabille qu'est due cette expérience.

L'*aconitine* détermine une congestion énorme de
la face avec du larmoiement. Le malade pousse un
cri subit avec un mouvement de recul ; vomissements,
mugissements avec contraction bizarre du visage.
Réveil hagard avec crachotements, bâillements, quelques frissons. Goût amer.

La *digitaline* amène une sidération presque immédiate, crachotements, nausées et efforts de vomissement. Le pouls est d'abord ralenti, puis il s'accélère,
devient inégal. Éructations avec respiration suspi-
rieuse. En revenant à lui, le sujet se plaint d'un
mauvais goût dans la bouche.

La *quinine* détermine du tremblement de la tête, une céphalalgie très vive.

La *caféine* produit presque immédiatement une surexcitation très grande, respiration accélérée ainsi que la circulation. Après une excitation assez longue, calme, nausées et céphalalgie.

Le *jaborandi* plonge dans un léger sommeil. Au réveil, rotation de la tête en différents sens, l'œil est hagard et offre l'expression de l'inquiétude et de la surprise. Le malade n'entend rien. A ce moment, les membres peuvent être placés en catalepsie. Après quelques instants, la respiration est accélérée avec hoquet et éructations. Salivation abondante et régurgitation sans efforts. Sensation de chaleur sur tout le corps, moiteur surtout sous les aisselles. La voix est affaiblie et presque éteinte pendant quelques minutes. Bouche pâteuse. Goût sucré très prononcé au contact de la cigarette, du porte-cigarette en bois, du lait, etc.

La *pilocarpine* produit à peu près les mêmes effets, la salivation est plus abondante, la sueur est moindre. Pendant le sommeil, il s'écoule de la bouche une salive visqueuse et filante; sensation de chaleur : au réveil, goût sucré dans la bouche.

Le *croton* a produit une sensation de brûlure très vive qui succède à un court instant de sommeil et siège sur le point en présence duquel avait été placé le flacon.

La *cocaïne* a déterminé un sommeil très calme pendant lequel les yeux étaient insensibles sans être convulsés comme ils le sont habituellement ; on peut chatouiller la conjonctive sans produire le moindre clignotement.

L'*ergotine* a provoqué chez l'homme un sommeil léger avec pâleur extrême du visage qui était congestionné quelques minutes auparavant ; puis mouvement de manège sur l'axe, de gauche à droite, le sujet se tenant debout la tête tournée à droite ; enfin hilarité des plus marquées et réveil.

Le *bromure d'or*, qui avait été essayé comme calmant, n'a pas donné d'action médicamenteuse, mais a agi comme composé métallique en produisant un transfert. En présentant ce sel, on pensait obtenir les effets du bromure, tandis que le sujet très sensible à l'or a révélé par sa réaction la présence de ce métal.

Telles sont nos premières expériences que nous avons poursuivies pendant plus de huit mois.

B. *Expériences ultérieures.*

Production de phénomènes analogues sur des sujets moins sensibles.
— Expériences de M. Luys; de M. Décle et du docteur Chazarain;
du docteur Dufour, de l'asile de Saint-Robert (Isère); de M. le commandant de Rochas. — Nos expériences récentes. — Résumé des
faits.

Après les résultats que nous venons d'exposer,
nous avons étendu nos recherches sur des malades
moins sensibles que les premiers et, si l'on n'a pas
toujours obtenu sur tous des effets aussi nets, on peut
dire que tous ont été influencés.

Une hystérique simple a été endormie par un flacon
de chloral placé dans ses mains; le sommeil a été
assez lent à se produire, mais il a présenté les mêmes
caractères que chez les deux premiers sujets. La valériane a déterminé une crise.

Dans le service de M. Dumontpallier, l'opium a
déterminé le sommeil chez une hystéro-épileptique.

Dans le service de M. Charcot, la femme W...,
bien connue dans la science, soumise à l'alcool, a
présenté un sommeil invincible, puis de la titubation,
de la pesanteur de la tête, ivresse modérée avec vomissements symptomatiques que l'ammoniaque a fait
cesser. Une autre femme, hystéro-épileptique également, a été instantanément influencée par l'alcool;

pesanteur de tête, titubation intense, ivresse, efforts de vomir répétés.

Sur une malade du service de M. Brouardel, l'alcool a surtout porté sur les jambes; elle ne pouvait se tenir debout. La valériane a donné une pesanteur de tête, de la somnolence et une sorte d'ivresse.

L'eau de laurier-cerise chez une autre hystérique a produit des fourmillements, de l'agacement partout, battements de cœur, extremités froides, tremblements, abrutissement, tendance au sommeil.

Nous avons observé nous-mêmes sur un jeune homme hystéro-épileptique, que l'iodure de potassium produisait des vertiges et une pesanteur de tête durant plusieurs heures, au lieu de déterminer le bâillement et l'éternuement que nous attendions.

EXPÉRIENCES SUR DE SIMPLES HYPNOTIQUES. — Le 23 octobre 1885, des expériences ont été faites à Toulon par l'un de nous, avec le docteur Thomas, professeur à l'École de médecine de Toulon.

Mlle X..., très intelligente, d'esprit vif, n'a jamais eu de manifestation d'hystérie. Elle a été hypnotisée quelquefois et se prête très volontiers au sommeil somnambulique, qui lui procure, dit-elle, un bien-être des plus agréables. Deux ou trois minutes de compression très légère sur les globes oculaires et même le simple commandement : « Dormez », répété plusieurs fois, suffisent à la plonger dans un sommeil, assez léger du reste. Elle demeure en relation avec toutes les personnes qui l'entourent, mais elles obéit aux suggestions qui lui sont faites, et même on peut, en lui ouvrant les paupières, la mettre en catalepsie, d'où elle retombe en somnambulisme par la friction du vertex. On n'a ainsi opéré qu'une seule fois avec cette demoiselle; nul doute qu'elle n'arrive avec une grande facilité à toutes les phases du grand hypnotisme.

On lui approche du cou et de la tête des flacons contenant diverses substances, alcool, chloral, eau de laurier-cerise, sans qu'il se produise aucune action, ni à l'état de veille, ni en somnambulisme. Pour le chloral même, pendant qu'on le tient débouché près de la tête, on lui dit que par cette substance elle sera pleine d'entrain, causera gaiement, fera de la musique avec plus de brio qu'à l'ordinaire, et Mlle D... obéit à cette suggestion, rit, cause avec animation; donc le chloral ne produit rien. Toutefois, quelques instants plus tard, elle a la gorge irritée par un goût fort avec odeur éthérée. En présence de cette action manifestement insuffisante, on déclare au Dr Thomas que Mlle D... paraît insensible aux actions des médicaments à l'extérieur, mais notre confrère et ami ne se tient pas pour convaincu; il prend dans sa poche un petit flacon contenant une solution pour injection hypodermique de chlorydrate de morphine dans l'eau de laurier-cerise. Le flacon pouvait contenir 5 à 10 grammes de solution.

« Mademoiselle, dit-il, faites-nous le plaisir de tenir

ce flacon dans la main. » Après quelques instants, Mlle X... nous prie de reprendre le flacon qui était demeuré bouché ; nous lui demandons de vouloir bien le garder encore ; mais tout en causant, ce flacon l'agace visiblement. Enfin elle se renverse sur son fauteuil et paraît s'endormir ; ses yeux sont fermés, mais elle reste en relation avec nous et, aux questions posées, répond qu'elle se trouve près de ses parents absents, qu'elle aime passionnément ; de sa sœur, sa nièce, fillette qu'elle nous décrit avec attendrissement ; sa description est remplie de détails charmants.

Au milieu de cette hallucination qui persiste sans varier, on susbtitue dans sa main, au flacon de morphine, un flacon contenant de la racine de valériane ; au bout d'une à deux minutes, la scène change, le sujet s'agite, elle veut jeter au loin le flacon ; il faut lui commander impérieusement de le garder : « Ça me brûle !... je suis sur un volcan... » ; elle fait de grands mouvements, se retourne incessamment sur son siège, voit des brigands.

Nous enlevons la valériane et remettons la solution de morphine dans l'eau de laurier-cerise, l'agitation et l'hallucination effrayante continuent.

Nous mettons un flacon de chloral toujours bouché ; après une minute à peine, calme délicieux, sensation de bien-être, douce somnolence. : « Où êtes-vous ? — Près d'un ruisseau, à l'ombre de frais ombrages, dans une prairie. »

Nous plaçons dans la main un flacon d'eau de

laurier-cerise, et presque aussitôt : « Que c'est beau ! c'est le ciel ! » Elle voit le *bon Dieu, les anges, les saints ;* entend une musique enchanteresse. « On chante le *Gloria.* » Et à chaque instant des descriptions expressives, éloquentes même, sont entrecoupées de ces exclamations : « Que c'est bien ! que c'est beau ! » La sainte Vierge lui sourit. « Elle me dit qu'elle vient remplacer ma mère que j'ai perdue ; je n'ose pas lui répondre, elle m'intimide et cependant elle prend ma tête sur ses genoux et me caresse comme une enfant... J'étouffe de bonheur. »

Elle prend la main de Mme T.... et faisant quelques pas avec elle, l'introduit au ciel. On glisse un flacon d'alcool à la place de l'eau de laurier-cerise ; presque aussitôt et tout à coup : « Oh ! ce n'est plus le ciel !... voilà que je recommence à être agitée ; je crois que je suis malade... j'étais si bien !... ça m'énerve. » Agitation, pandiculations, tremblement et douleur de la main qui tient le flacon : « Je suis lasse, inquiète, ennuyée. » Elle voit des personnages antipathiques qui lui portent sur les nerfs. « Je voudrais les égratigner... Quels types impossibles... laids, sots, désagréables !... »

Bientôt elle se trouve dans un désert, a peur des bêtes, de la nuit qui s'avance, chasse avec terreur le petit chien de la maison, qu'elle aime d'ordinaire à caresser. Dans ce désert qu'il faut traverser, les bêtes effrayantes reviennent sans cesse. Un chasseur survient : « Sauvez-moi, Monsieur, sauvez-moi ! .. Cet ostrogoth, il ne me répond pas... Il me laisse... une femme seule avec ces bêtes !... »

Substitution d'ammoniaque à l'alcool. Presque aussitôt calme, silence. Elle est toujours dans le désert mais n'a plus peur. « J'aimerais mieux être sur mer. » La scène change peu à peu ; Mlle D... est sur mer : « Le roulis est fatigant, tout remue... que c'est long, toujours voyager. »

Pour mettre fin à ce voyage fatigant, nous plaçons l'eau de laurier-cerise dans sa main. Après une minute : « Où êtes-vous, Mademoiselle ? — Je suis bien, je crois que je vais retourner au ciel. » Et bientôt le ravissement au ciel revient comme tout à l'heure.

On substitue l'ammoniaque. Après une minute et demie : « Je rentre dans les ténèbres, je tombe dans le chaos, je recommence mes peines, mes soucis. » Elle redoute les agitations qui vont revenir.

On donne un flacon de rhum. « La fièvre va me reprendre, je sens revenir l'agitation intérieure. » La main tremble ; elle éprouve comme une crampe : « Je perds mon calme peu à peu, ma tête est légèrement partie. » Puis elle se croit au lit, malade d'une hypertrophie du cœur ; son cœur gonfle, elle suffoque.

Enfin, pour finir sur une impression agréable cette série de tableaux, nous donnons l'eau de laurier-cerise ; après trois minutes et demie : « Me voici en convalescence. » La physionomie s'illumine d'un sourire de bonheur et le ravissement au ciel revient tel que nous l'avons décrit ci-dessus. Enfin, nous enlevons ce flacon; après une minute, l'hallucination s'est dissipée; Mlle D... se réveille le plus naturellement du monde, sans aucun souvenir de ces hallucinations qui se sont déroulées sans interruption pendant plus de deux heures.

On voit que sur ce sujet, les substances médicamenteuses sont demeurées à peu près sans action quand on les tenait à distance, même quand on débouchait les flacons, en état de somnambulisme comme en état de veille; au contraire, les flacons bouchés mis en contact avec la peau, serrés dans la main, ont produit des actions manifestes, presque exclusivement psychiques, il est vrai.

On peut objecter que Mlle D..., nerveuse, a voulu jouer la comédie et se rire de nous. Le fait n'est pas impossible, nous le reconnaissons, car les flacons, différents les uns des autres, pouvaient à la rigueur se reconnaître, et peut-être avait-elle pu entendre parler de nos recherches antérieures. M. Thomas affirme que ces suppositions étaient bien invraisemblables. Il y eut du reste à quelques moments certaines hésitations sur l'hallucination qui commençait à se dérouler. Toutefois l'action excitante de la valériane, l'hallucination de bêtes effrayantes par l'alcool ne devaient point être connues d'elle. D'autre part, pourquoi n'aurait-elle pas simulé du premier coup, quand nous lui présentions les flacons débouchés près de la tête ?

Cette série d'expériences nous paraît donc à enregistrer, mais nous ne saurions la considérer comme rigoureusement démonstrative.

A Toulon encore, on nous a signalé un sujet qui était aisément hypnotisé par un médecin de la marine, M. Pascal. C'était un matelot de l'*Amiral Duperré*.

Des expériences furent tentées en présence du commandant, M. le capitaine de vaisseau Gervais, avec son bienveillant et fort intelligent concours. Pas plus que ceux qui avaient essayé auparavant, nous n'avons pu réussir à endormir ce marin; seul le docteur Pascal avait sur lui de l'influence. Des médicaments lui furent présentés sans succès à l'état de veille; mais une fois en somnambulisme, l'alcool produisit l'ivresse; le chloral, un sommeil profond, pendant lequel aucune excitation n'agissait, car l'hypnotiseur habituel n'était pas plus entendu que les autres personnes. C'était bien autre chose que le sommeil hypnotique. Après dix minutes de cette action, évidemment due au chloral, le sujet se remet spontanément en somnambulisme d'où il était sorti, se retrouve en communication avec celui qui l'avait endormi, et, un instant après, par son ordre, revient à l'état de veille. L'hypnotisme avait agi pour placer la sensibilité au point nécessaire à l'action extérieure du médicament, et ces deux influences s'étaient superposées, sans se modifier l'une l'autre.

Ainsi, si les grands effets se produisent chez un petit nombre de malades, il était désormais permis de croire qu'il se produit une influence, si légère qu'elle soit, sur la plupart des hystériques et même sur de simples hypnotiques.

EXPÉRIENCES DE M. LUYS. — M. Luys s'est occupé de la question et a constaté des phénomènes remarquables dont il a rendu compte à la Société de biologie.

Cet éminent expérimentateur opère avec des flacons bouchés à la cire. Il a produit l'ivresse avec l'alcool, de la purgation avec l'huile de ricin, mais un des phénomènes les plus curieux qu'il ait constatés, c'est l'exorbitis avec l'essence de thym. On nous permettra de reproduire en entier l'article que le savant académicien a publié avec gravure à l'appui[1].

« Les personnes qui suivent avec intérêt les diverses questions qui touchent aux phénomènes mystérieux de l'hypnotisme ne sont pas sans connaître les très intéressantes expériences dont MM. Bourru et Burot ont fait la communication au Congrès tenu à Grenoble en 1885.

« Il résulte, en effet, de leurs recherches, que chez des sujets en état d'hypnotisme, certaines substances de diverses natures ont déterminé des réactions variées en rapport avec la diversité des substances présentées.

« Ces curieuses expériences, conduites avec une grande sagacité scientifique, et exposées avec une

---

[1] Luys, *Phénomènes produits par l'action des médicaments à distance* (*L'Encéphale*, 1887, t. VII, p. 74).

grande réserve, ont soulevé, comme on le pense bien, un grand mouvement d'étonnement et d'incrédulité dans le monde scientifique.

« Comme cela devait être, elles ont provoqué des recherches contradictoires, et un certain nombre de médecins se sont mis à suivre la piste nouvelle qui leur était offerte pour vérifier ce qu'elles renfermaient de bien fondé dans leur essence.

« Je suis de ce nombre, et je puis dire qu'après avoir répété les expériences de MM. Bourru et Burot, et m'être mis dans les mêmes conditions qu'eux, je suis arrivé à des résultats identiques et à répéter les mêmes phénomènes qu'ils avaient indiqués.

« J'ai donc essayé un grand nombre de substances appartenant tant au règne végétal qu'au règne animal ; j'ai expérimenté les mêmes substances chez des sujets différents ; j'ai obtenu les mêmes réactions dans des conditions identiques d'expérimentation ; et je suis arrivé à formuler cette loi que *l'état hypnotique a la propriété de produire non seulement une hyperexcitabilité névro-musculaire mais encore une hyperexcitabilité des régions émotives et intellectuelles de l'encéphale,* si bien qu'en agissant avec certaines substances on peut, par l'intermédiaire des nerfs périphériques, déterminer dans le sensorium émotif des réactions variées de peur, d'effroi, de plaisir, d'exaltation ou de dépression, suivant qu'on emploie telle ou telle substance.

« Ces phénomènes étranges et tout à fait imprévus,

dont nous ne connaissons pas à l'heure actuelle le premier mot, déconcertent, comme on le pense bien, tout ce que nous croyions savoir de positif jusqu'ici sur l'action des médicaments sur l'organisme.

« Comment expliquer, en effet, ce fait réel en vertu duquel 10 grammes de cognac enfermés dans un tube scellé à la lampe ont la possibilité de déterminer chez un sujet hypnotisé les symptômes de l'ivresse, et cela, dans l'espace de dix minutes? — Comment expliquer cet autre fait non moins extraordinaire, par lequel 10 grammes d'eau simple (protoxyde d'hydrogène), enfermés dans un tube scellé, ont déterminé, au bout de quelques minutes, chez plusieurs sujets, le trismus, la constriction de la gorge, la sputation, la raideur du cou, et l'ensemble des symptômes de l'hydrophobie?

« La grande objection qui plane encore sur l'acceptation de ces phénomènes comme phénomènes d'ordre scientifique, c'est la mise en suspicion des sujets.

« On vous trompe! nous répète-t-on sans cesse, et si, vous, vous ne voulez pas nous tromper, votre sujet hystérique vous trompe; l'hystérique ne peut faire autrement; c'est son rôle, c'est son instinct mauvais qu'elle poursuit à vos dépens, et ces réactions automatiques ne sont que les effets d'une dissimulation morbide dont elle use à votre endroit!

« Je n'ai pas la prétention de convertir les esprits fermés qui, de parti pris, refusent de voir les faits. Je m'adresse exclusivement aux gens désintéressés qui veulent voir et être frappés par des expériences précises qui ne laissent pas prise à la supercherie.

« Voici un fait que je soumets à leur appréciation : J'ai pris dans une collection photographique d'expressions émotives produites chez un sujet très fin et très impressionnable, une expression typique qui démontre d'une façon péremptoire l'action de certaines substances sur la circulation des artères du cou.

« On voit que le sujet mis en état d'hypnotisme (période de léthargie), et auquel on a présenté devant le cou un tube de verre bien bouché contenant 4 grammes d'essence de thym, a subi des changements profonds dans la physionomie. Les yeux sont saillants; ils sont projetés hors de l'orbite comme dans un véritable exorbitis; la face est rouge, violacée; le cou est volumineux et a acquis incontinent ce volume insolite; la région thyroïdienne, qui mesurait à l'état normal 31 centimètres, a immédiatement pris une ampliation de 39 centimètres, comme je m'en suis assuré à l'aide d'un fil tendu circulairement autour du cou, et, au milieu de tous ces bouleversements de la circulation, le sujet ne dit mot. Il réagit d'une façon automatique, silencieuse, comme s'il s'agissait de simples actions réflexes sans la moindre participation de la conscience. L'idée consciente est complètement étrangère à ce qui se passe, et le sujet n'en a aucun souvenir au réveil. Et, c'est ainsi que rien que par la présence de ce tube contenant l'essence de thym. sans rien dire, sans faire aucun avertissement au sujet qui, comme moi, ignorait, la première fois que je fis cette expérience, ce qui allait se passer. un trouble profond se produit dans l'innervation circulatoire du cou, de la face et des muscles inspirateurs. Et ce trouble suit une marche rapide et progressive en se compliquant d'un bruit de cornage à caractère sinistre qui nous a interrompus subitement, dans la crainte de voir des accidents de suffocation foudroyante se produire devant nos yeux.

« Quand on voit un ensemble de symptômes aussi caractéristiques. aussi inimitables, aussi imprévus que ceux-ci, je me demande si on peut mettre en doute la sincérité de ces phénomènes objectifs et si, de bonne foi, on peut accuser le sujet en question de jouer la comédie à nos dépens.

« Quant à moi, j'ai renoncé depuis longtemps à me croire entouré de tromperies et de mensonges de la part des hystériques. On calomnie beaucoup trop ces pauvres êtres et on leur impute des aptitudes à tromper qu'elles n'ont pas, la plupart du temps. En présence des manifestations tangibles, si nettes, si précises dont j'ai été si fréquemment témoin, en présence de ces cas si surprenants de retentissement des actions à distance sur l'innervation viscérale chez des sujets sur lesquels je déterminais la nausée, puis des vomissements, en leur présentant un tube contenant de la poudre d'ipéca ; et des envies d'aller à la garde-robe que j'ai vues survenir en leur plaçant sur le cou un tube contenant 20 grammes d'huile de ricin, je n'hésite pas à reconnaître que nous assistons là à une série de phénomènes étranges qui se développent en dehors des lois naturelles de leur évolution normale et qui déroutent tout ce que nous croyons savoir sur l'action des corps. Mais ils existent, ils s'imposent à l'observation, et tôt ou tard ils serviront de point de départ pour l'explication attendue d'un grand nombre de phénomènes étranges de la vie nerveuse. Pour le cas actuel, je considère comme d'une impossibilité absolue la simulation de cette symptomatologie de l'exorbitis expérimental si caractéristique, accompagné de cette turgescence de la face, et ce gonflement de la région thyroïdienne qui augmente incontinent de 6 centimètres de pourtour. »

M. Luys se propose de publier au complet les recherches qu'il a entreprises et de montrer qu'elles ont un point d'appui certain et peuvent servir à la mise en action d'une nouvelle thérapeutique pour la curation de certaines névropathies.

EXPÉRIENCES DE M. CH. DÈCLE. — M. Ch. Dècle, de Paris, qui a fait d'intéressantes recherches sur la polarité du corps humain, a entrepris aussi de nombreuses expériences sur les médicaments, qu'il a bien voulu nous communiquer.

Les sujets sont des hystériques simples ou seulement des hypnotiques ; ce sont surtout des femmes sur lesquelles les médicaments agissent à l'état de veille comme à l'état de somnambulisme. L'un de nous a pu assister à plusieurs de ces expériences.

Des cristaux d'*iodure de potassium* en flacon débouché ont produit de l'agitation, de l'éternuement et des bâillements durant le sommeil et après le réveil.

L'*eau-de-vie* de Cognac vraie a produit de la congestion à la tête avec constriction à la gorge et enfin une légère ivresse forçant le sujet à aller prendre l'air à la fenêtre.

L'*alcool de mélasse* à 50° a donné un trouble général plus accusé du côté de la tête; les jambes ne portent plus le sujet.

L'*alcool méthylique* à 90° amène de la chaleur et une ivresse s'accusant aussi par la paralysie des jambes; le sujet se couche à terre.

La *sabine* a déterminé du malaise; le ventre est douloureux et présente du gargouillement, l'effet s'est fait sentir pendant dix heures; il y a eu quatre selles diarrhéiques et deux vomissements.

L'*oxyde d'étain* et le *protochlorure d'étain* ont donné un sentiment de bien-être avec vision lumineuse, spectre de l'arc-en-ciel, étoiles, gerbes d'artifice, puis sentiment d'obscurité; cécité après le réveil.

La *narcéine* a été expérimentée sur un sujet en regard de plusieurs points du corps. On l'applique d'abord du côté droit de la tête, il se produit une contracture immédiate de tout le côté droit; le sujet accuse une grande chaleur dans le dos et à la tête;

toux fréquente, par picotements pénibles; mal de gorge, saveur piquante, céphalalgie; le front est en feu; oppression épigastrique et brûlure de l'estomac; engourdissement et somnolence.

On représente la narcéine du côté gauche de la tête; le sujet se plaint d'un chatouillement au front, du côté du nez et des yeux: oppression épigastrique, agacement et froid général.

Le *baschich* a donné un déroulement d'hallucinations très remarquable. On a présenté près de la tête 5 grammes d'extrait gras. Le sujet est dans une sorte d'extase : « Il fait grand soleil; je vois de beaux nuages, je me sens monter comme si j'étais dans un ballon; je traverse les nuages et arrive au milieu du brouillard, je monte encore... voilà que je suis dans l'obscurité et tout à coup je vois un monde d'individus. — C'est bien beau !... Ça va loin et vite. — Moi, je m'enlève sans me sentir enlevée par l'air qui me supporte. — Ça change ; ça noircit, puis c'est très chic. — Il y a des montagnes blanches avec reflets de toutes couleurs ; on ne voit plus la terre ; il y a des arcs-en-ciel qui passent vivement. — C'est au ciel que j'arrive, nous arrivons au ciel. — Nous sommes dans des nuages, des brouillards qui me gèlent les mains et tout le côté droit du corps. — Nous montons toujours et on gèle. — Nous traversons une mousseline ; nous montons encore ; on est enlevé de soi-même. — Oh ! la belle clarté !... la bonne respiration !... Non, on étouffe de chaleur; l'air manque, on suffoque. —

C'est beau là-haut ; toutes sortes de formes, qu'on n'a jamais vues. Il faudrait rester ainsi toujours ; soleil immense ! radieux ! d'un rouge de feu !... — Nous sommes dans le bon monde. Voyez, le soleil grandit encore, il s'étale. — Voilà une fumée qui passe vite et c'est la nuit ! il va pleuvoir. — Holà ! nous allons être renversés, c'est la catastrophe ; nous allons être engloutis, voilà des éclairs. — On gèle. — Tout va tomber. »

Ici le sujet s'assoupit, puis reprend :

« Je descends ; je suis bien fatiguée ; me voilà redescendue. »

Nouvel assoupissement, puis :

« Nous voici revenus ; c'est fini. Nous allons nous en aller. Je suis éreintée de tout le côté droit. J'ai besoin de me coucher. »

Assoupissement, puis :

« On entend un concert bien doux, bien religieux. »

Le sujet se balance :

« C'est entraînant ; c'est beau ; je suis avec eux, je les entends ; ils veulent m'emmener. Comme c'est beau ! je suis avec eux maintenant. Oh ! tous ont de longues trompettes, chacun la sienne. — Nous partons. On va loin, bien loin. »

Ici le sujet s'assoupit.

Au bout d'un instant il présente de la contracture qu'on fait disparaître avec un flacon de camphre. Le réveil se produit et la durée de ce roulement d'hallucinations n'a pas été moindre de vingt-cinq minutes.

L'*émétique*, à la dose de 20 grammes en flacon bouché, présenté près de la nuque, a produit presque immédiatement de la céphalalgie, de l'oppression et de l'agitation ; fortes expirations ; soulèvement d'estomac et nausées, sans vomissements. Au réveil, le sujet accuse une saveur désagréable ; dans la soirée quatre selles diarrhéiques, et toute la nuit suivante, anéantissement et coliques intestinales. Cette même substance a été expérimentée une seconde fois à quelques jours d'intervalle sur le même sujet. Elle a déterminé de la céphalalgie accompagnée d'une pâleur livide. On perçoit des gargouillements intestinaux et le sujet a une selle diarrhéique accompagnée de vertige, d'étourdissements et de frissons dans tout le corps.

La *vératrine* a déterminé des troubles de la vue ; le sujet voit tout en gris. Il existe une légère dilatation de la pupille, de l'enchifrènement, du picotement et du chatouillement dans le nez, puis céphalalgie, frissons, bâillements et goût de plâtre.

Expériences de M. le Dr Chazarain. — Nous devons à l'obligeance de notre confrère, M. le Dr Chazarain, quelques observations intéressantes sur l'action à distance des médicaments.

Le *tartre stibié*, à la dose de 50 grammes, enveloppé dans du papier et promené autour de la tête, a produit sur une femme âgée de soixante-cinq ans, non hystérique, des nausées très accentuées. L'*iodure de potassium*, sur la même personne, à la dose de 10 grammes, enveloppé dans du papier, a produit de l'agacement dans le nez, des bâillements et des éternuements.

Sur un autre sujet plus hypnotisable, on a obtenu des effets plus marqués. L'*iodure de potassium* promené autour de la tête provoque de l'agacement dans les jambes, le besoin de se remuer, du chatouillement dans la gorge d'abord, puis dans le nez, des bâillements et de l'éternuement. Le sujet se frotte le nez et se lève pour quitter sa place. Un morceau d'*opium brut* de 2 grammes, enfermé dans un flacon bouché à l'émeri, détermine la sensation d'une odeur désagréable fugitive. Bientôt le sujet a envie de dormir et s'endort. On retire alors le médicament et on attend. —En se réveillant, le sujet est pris de nausées très fortes. L'*eau de laurier-cerise* (5 gr. sur 30 gr. d'eau) produit d'abord la sensation d'une odeur agréable mal définie à laquelle succède une facilité plus grande à respirer, un bien-être et une grande légèreté. Ensuite les yeux se ferment, la gorge se sèche, le flacon tenu dans la main par le sujet est lâché ; il est endormi. La *racine de valériane* a déterminé une sensation de fraîcheur, puis le sujet s'endort d'un sommeil calme, sans fatigue. Un flacon de *teinture de quinquina*, tenu dans la main contracture tout le côté correspondant. En promenant l'eau de laurier-cerise autour de la tête, on détruit cette contracture : dix grammes de *seigle ergoté en grains*, enveloppé de papier, sont promenés autour de la tête ; en moins d'une minute les mâchoires sont serrées l'une contre l'autre et la contracture est générale. L'état normal est ramené par l'eau distillée de laurier-cerise. Sur un autre sujet on éprouve d'autres phénomènes.

Un morceau d'*opium brut* de 10 grammes, présenté au front, détermine rapidement le sommeil. dix grammes de *seigle ergoté*, enveloppés dans du papier et mis dans la main du sujet amènent en quelques secondes la contracture de la main en rapport avec le médicament. Puis la contracture s'étend à tout le corps. Le sujet se plaint dès le début d'un resserrement de la paroi abdominale et d'une pression qui enveloppe tous les organes sous-jacents. L'*eau distillée de laurier-cerise* met fin à cet état, provoque un grand bien-être, de la légèreté et un soupir de contentement. Le *chlorhydrate de morphine* en solution à 1 pour 100 détermine bientôt la sensation d'un *bouillement* intérieur (c'est l'expression dont il se sert) ; ses vaisseaux semblent se gonfler, la tête se congestionne et devient chaude.

Sur un quatrième sujet, le *seigle ergoté en grains* provoque un resserrement de l'estomac et de la paroi abdominale, puis la contracture générale. Le *camphre* promené autour de la tête fait cesser la contracture et ramène l'état normal accompagné d'un certain bien-être. Nous devons dire que le M. le Dr Chazarain a utilisé le premier l'action décontracturante du camphre qui est réelle et que nous avons pu souvent mettre à profit. Un flacon d'*huile de ricin* tenu dans la main donne une sensation pénible dans la région abdominale. Nausées, vomissements imminents. L'*alcool dilué* en un flacon de 30 grammes ne produit aucun effet. L'*essence de mirbane* donne un picotement instantané dans les yeux, le sujet se lève vivement et éprouve le besoin de sauter ; il lui semble qu'elle ressent une commotion électrique. Le flacon placé près de la tempe droite puis à la nuque donne toujours les mêmes résultats. La sensation est très désagréable : lorsque le calme est revenu, le sujet a des nausées et une salivation anormale. Il convient de dire que cette expérience a succédé à plusieurs autres, et l'auteur suppose que c'est peut-être l'effet d'une substance présentée préalablement.

Enfin, une cinquième série d'expériences est tentée sur Mme D.... âgée de vingt-cinq ans, très hypnotisable. On lui donne à tenir un flacon de 60 grammes de *teinture de jalap*, enveloppé de papier. Elle ignore, comme les sujets précédents, le nom de la substance essayée. Au bout d'une minute environ, elle se met à rire aux éclats. On lui en demande le motif, et elle répond : « Je ne puis vous le dire, c'est trop risible. » On insiste et elle finit par dire qu'elle éprouve un besoin irrésistible d'uriner et d'aller à la garde-robe.

Bientôt elle ressent des bâillements, des nausées ;

elle pâlit, elle va tomber en syncope. On ne pousse pas plus loin l'expérience et on reprend le flacon.

L'expérimentateur se rend dans une autre pièce de l'appartement où se trouvait Mlle Marie M... On lui présente le même flacon et on la prie de le garder quelque temps dans la main. Elle ne tarde pas à subir l'influence du remède. Elle ressent des coliques et le besoin d'uriner. Mais elle n'éprouve pas de nausées et de tendance à la syncope.

Le fait le plus intéressant, c'est que ces deux mêmes personnes furent fortement purgées dans la nuit, bien qu'elles n'eussent ingéré aucune substance purgative. Le lendemain, l'une et l'autre en voyant le docteur Chazarain, lui dirent : « Qu'est-ce que vous nous avez fait hier soir, pour que nous ayons été si dérangées et si fortement purgées cette nuit ? »

EXPÉRIENCES DE M. LE Dr DUFOUR. — M. le Dr Dufour, médecin en chef de l'asile de Saint-Robert (Isère), dans une étude intéressante sur l'hypnotisme [1], signale les expériences qu'il a faites sur l'action des médicaments à distance. Ce distingué confrère donne des observations personnelles qui confirment pleinement les nôtres.

« Les faits signalés par MM. Bourru et Burot méritent d'être divulgués. Je les ai publiquement produits à volonté, à l'état de veille, chez T..., notam-

---

[1] *Contribution à l'étude de l'hypnotisme.* Grenoble, 1886.

ment, en présence de M. le commandant de Rochas, de M. Aristide Rey, député de l'Isère, du directeur de l'asile, de nos internes, de MM. Galland et Vacher, et d'une nombreuse assistance.

« Je suis certain d'avoir évité tout effet de suggestion et d'avoir pris toutes les précautions, et voici ce qui s'est passé :

« *Effet de l'ipéca.* — Un gramme d'ipéca a été mis dans du papier et placé sur le milieu de la tête de T..., un chapeau à haute forme l'a recouvert ensuite, pour diminuer les émanations odorantes, autant que possible. Au bout de dix minutes, T... est devenu rouge, a accusé un certain malaise, puis des nausées, des régurgitations, et il aurait vomi si on ne lui avait enlevé le paquet d'ipéca. Ces malaises ont cessé immédiatement après.

« Dans une expérience précédente, faite dans sa section, T... avait vomi et était allé à la selle, par l'application successive, sur la tête et le ventre, d'un paquet d'ipéca.

« *Effet de l'alcool.* — Un flacon d'alcool placé dans les mêmes conditions a déterminé un malaise général, de l'affaissement, de l'hébétude et un état de torpeur manifeste; le tout cessant presque instantanément après l'enlèvement du flacon.

« *Effet de l'atropine.* — Un paquet d'atropine produit une dilatation légère des pupilles, une sensation de constriction et de sécheresse à la gorge, et un relâchement musculaire général. T... ne peut plus

se tenir, l'excitabilité neuro-musculaire, les réflexes,
ont disparu. Il est lucide et répond très bien aux
questions. Il est tout surpris de ce qui se passe en lui.
et ne s'en rend pas compte.

« *Effet de la valériane.* — Un paquet de racines
de valériane, placé sur la tête, sous un fort bonnet
de laine, pour éviter d'agir sur l'odorat, produit des
actions mentales absolument inconcevables. Au bout
de peu d'instants, T... prend un air étonné, il a le regard
fixe, il paraît guetter quelque chose; si une mouche
passe, il la suit des yeux. Il quitte même sa chaise
pour la poursuivre. « Qu'avez-vous ? lui demandons-
« nous. — Rien. mais je suis tout drôle, je ne com-
« prends rien à ce qui se passe. — Ne bougez pas les
« pieds, nous dit-il, il me vient une idée de les prendre. » Ses épaules se soulèvent, il fait le gros dos, ses
doigts forment la griffe par moments, puis il se laisse
aller à terre, marche à quatre pattes, court sous les lits
et les tables, joue comme un chat avec un bouchon
ou tout objet mobile à sa portée : il se roule à terre.
recule et fait le gros dos, quand on aboie à côté de
lui. Pendant quelque temps. il répond. quoique avec
peine, aux questions et dit qu'il ne sait pourquoi il
agit ainsi, puis il cesse totalement de répondre, pour
se concentrer dans son attitude féline. Comme le chat.
à certains moments, T... lèche sa main et la passe
délicatement sur ses oreilles, en les contournant, ou
bien il s'assied, les jambes allongées, et les mains
posées à plat sur le sol. « Vous voyez bien qu'elles

« y viennent. » Telle est la seule réponse qu'il nous fait, lorsque nous lui demandons des explications. Si l'on enlève la valériane, ou si, dans sa course sous les lits et les tables, son bonnet tombe, entraînant cette substance, la transformation cesse : T... se relève tout étonné de se voir à quatre pattes, ou couché sous un lit, et ne conserve aucun souvenir de ce qui vient de se passer. Dans le fort de l'action, il est insensible, on peut le pincer, le piquer sans le déranger de son attitude. Nous reproduisons chez lui ces phénomènes à volonté. Placée sous son épais bonnet, la valériane ne donne aucune odeur, appréciable du moins par les personnes qui nous entourent. A distance, nous avons constaté qu'elle causait des actions analogues et des scènes plus ou moins comparables à celle que nous venons de décrire. Dans une de nos expériences, la valériane étant dans notre poche, T... a simplement éprouvé la fixité du regard, et une certaine inquiétude, une tendance à guetter, comme un chat qui observe ; par contre, il s'est manifesté une action dépressive dans les jambes, et il a dû se coucher. Il avait en même temps de la sécheresse à la gorge et un goût particulier. Il lui semblait avoir bu quelque chose ayant une saveur semblable, mais il n'a pu nous en donner le nom.

« Sur un autre sujet, Mme C..., l'application de la valériane a coïncidé avec la production d'un vide mental complet ; toute idée avait disparu, et son facies, devenu inerte, ressemblait à celui d'un aliéné stupide ;

peu après, il s'est produit de la fixité du regard et des contractions spasmodiques, dans les muscles du front, de la face, ainsi que des mouvements cloniques du dos, des membres, un besoin irrésistible de remuer et de faire des grimaces, ce qui contrariait fort la patiente. Tout ces phénomènes ont disparu après l'enlèvement de la valériane, mais il en reste le souvenir, avec une certaine impression de tristesse, que nous avons dissipée par la suggestion après mise en état de somnambulisme.

« *Effet des feuilles de laurier-cerise.* — Le laurier-rose n'a produit aucun effet. Quant aux feuilles de laurier-cerise, leur application sur la tête a provoqué une explosion de sentiments religieux, absolument contraires aux manifestations habituelles de T... qui, au point de vue politique, est anarchiste et athée en religion. M. le commandant de Rochas, témoin de ces expériences, m'a rappelé à ce sujet que, pour se procurer des extases, les sibylles de l'antiquité mâchaient des feuilles de laurier-cerise.

« A peine les feuilles de laurier-cerise sont-elles appliquées sur sa tête, que T... change de physionomie, il devient réfléchi, il regarde les parois de la salle. C'est là, dit-il, qu'il faudrait mettre un christ, montrant un mur nu. Un moment après, il remue les lèvres et dit mentalement un « Notre Père ». A ce moment, il se lève, veut sortir, nous l'engageons à rester et à ne point se gêner pour nous. Il vient reprendre sa place, qu'il quitte bientôt, pour se précipiter à genoux devant le mur dont nous avons parlé ; il se frappe la poitrine, joint les mains avec componction, les élève vers le ciel, dans une attitude inspirée ; enfin il se découvre, et...en enlevant sa coiffure, fait tomber les feuilles placées sur sa tête. Le phénomène cesse, T... nous regarde d'un air ahuri et cherche à reprendre la conversation qu'il tenait avant l'expérience. « Vous venez de faire votre prière, lui « demandons-nous. Vous devenez dévot, c'est votre « droit, mais cela nous surprend. » Il réplique par une vigoureuse négation, il a tout oublié et manifeste les mêmes sentiments antireligieux. Nous avons, à plusieurs reprises, reproduit ce singulier spectacle, avec quelques variantes dans les expressions scéniques. Quelquefois T... fond en larmes, invite l'assistance à se repentir avec lui et à adorer le Seigneur ou la Vierge. Cette dernière a semblé lui apparaître dans une de nos expérimentations. Les feuilles de laurier-cerise enlevées, la religion s'en va.

« Curieux phénomène ! non moins étonnant que celui de la transformation en chat, sous l'influence de la valériane. La conviction des assistants et la nôtre est qu'il faut éloigner toute idée de supercherie de la part du patient, comme toute pensée de suggestion possible, étant donné l'ignorance de T... à ce sujet, et les précautions prises de ne rien faire, de ne rien dire, qui puisse produire la suggestion ou même l'autosuggestion, phénomène également très remarquable. Du reste, l'effet produit chez T... au contact, soit du doigt, soit d'un aimant sur les nerfs et les muscles, est un indice de la susceptibilité du sujet. On est obligé d'éloigner toute idée de supercherie pour ces faits, qui sont palpables matériellement et non soumis à la volonté du patient. »

M. Delbœuf, relatant l'expérience du médecin de Saint-Robert (Isère)[1], déclare qu'il n'a aucune tendance à être sceptique, quant à l'action des remèdes à distance, ou, pour parler plus exactement, sans contact. « Au fond, dit-il, on ne sait pas de beaucoup d'entre eux, comment ils agissent, et l'opium a toujours été doté d'une vertu dormitive, et après tout quand il est ingéré, est-il essentiellement dans d'autres conditions que quand il est approché de la nuque du malade ? »

EXPÉRIENCES DE M. A. DE ROCHAS. — A peine avions-nous donné de la publicité à nos travaux, que M. le commandant de Rochas (de Blois) chercha à reproduire nos expériences. Ce sont les phénomènes psychiques qui piquèrent le plus sa curiosité, parce qu'ils semblaient expliquer bien des traditions antiques. M. de Rochas a bien voulu nous fournir les renseignements qui vont suivre. Il nous permettra de le remercier ici bien sincèrement de son affabilité.

« Chez Benoît, la racine de *valériane* produit peu

---

[1] Delbœuf, *Une visite à la Salpêtrière*. Bruxelles, 1886.

d'effet. aussi bien à l'état somnambulique qu'à l'état de veille. Il n'en est pas de même de l'essence. A l'état de veille, elle lui suggère l'idée du chat, et c'est tout : mais quelque faible que soit le degré de l'hypnose dans lequel on l'ait mis, il lui suffit d'en sentir l'odeur pour qu'il se mette immédiatement à marcher à quatre pattes, à miauler et à imiter les diverses allures du chat.

« L'effet de l'essence a été également nul sur les autres sujets à l'état de veille. Trois d'entre eux commencent, dès son influence, quand ils sont endormis, par prendre le regard fixe ; ils sont inquiets, irritables ; puis ils se baissent peu à peu et finissent par marcher à quatre pattes et à miauler. On hâte cette transformation par une suggestion très faible. comme en leur passant la main sur le dos ou en agitant un objet quelconque devant leurs yeux. Les deux autres, quoique extrêmement sensibles d'ailleurs, n'éprouvent rien.

« Des feuilles de *laurier-cerise* mises sur la tête de Benoît, à l'état de veille, ont d'abord simplement provoqué des idées d'affection et de vénération ; il pensait à ses parents, aux personnes à qui il devait de la reconnaissance. A mesure que sa sensibilité se développait par l'exercice, les idées devenaient religieuses ; il se rappelait sa première communion, il entendait des chants sacrés. Plus tard, l'extase s'est produite par une courte application de feuilles sur le vertex, ou par une légère inhalation d'essence. Aujourd'hui, il suffit, pour l'amener, d'approcher de sa tête une branche de l'arbuste; en agitant vivement l'arbuste, on détermine des coliques. L'action de l'essence de laurier-cerise devient trop intense et provoque d'emblée la léthargie, si l'on n'opère pas avec de grandes précautions. C'est un spectacle vraiment frappant que de voir le sujet, rendu semblable à un cadavre, se précipiter tout à coup à terre, miauler, griffer, puis, subitement, lever la tête, tourner les yeux vers le ciel et rester en extase et recommencer ensuite ses contorsions félines, suivant que l'on passe rapidement sous son nez un flacon d'essence de valériane ou de laurier-cerise !

« Le laurier-sauce n'a produit aucun effet sur Benoît, même en mâchant des feuilles.

« L'essence de laurier-cerise provoque simplement l'extase chez Gabrielle et des nausées chez Rose ; elle ne produit rien chez les autres. »

M. de Rochas a également expérimenté l'action de contact exercée par certaines autres plantes qui passent pour avoir joué de tout temps un rôle dans la sorcellerie.

Ces plantes, enfermées dans des sacs en papier d'apparence identique, ont été placées sur la tête de Benoît mis en état de somnambulisme.

« Quelques-unes ont donné des effets constants et bien réels. L'*origan blanc* ou *dictame de Crète* a toujours provoqué la gaîté surtout dans les souvenirs et les projets. De même, l'écorce du *bois gentil* qui poussait surtout à la loquacité, Le *bouton d'or* amenait le rire. La *sauge* porte Benoît à la tristesse ; le *safran* lui donne de l'appétit. Sous l'influence de la *graine d'ellébore*, il distribue des conseils aux uns et aux autres et se trace à lui-même un plan d'existence. La *mélisse* a produit tantôt la gaîté, tantôt la tristesse. La graine de *jusquiame* a provoqué la gaîté ; *la racine*, d'abord la tristesse, puis la colère. Le *gaz hilarant* (protoxyde d'azote) amène une bruyante hilarité, même à des doses infinitésimales, puisqu'il a suffi d'approcher du sujet l'éprouvette sans la déboucher ou après l'avoir vidée. En faisant brûler de la *myrrhe*, on fait naître des sentiments d'admiration ; la fumée du *benjoin* et surtout de l'*encens* provoque très rapidement l'extase. L'essence d'*angélique* porte aux idées gaies ; celles d'*anis*, de *thym*, de *girofle* et de *rose*, aux idées amoureuses ; celles de *lavande* et de *cannelle* ont produit la répulsion ; celles de *jasmin* et de *menthe* ont réveillé le sujet. L'essence de *vulvaria*, qui sent le poisson, a fait penser Benoît à la pêche ; celle de *Portugal*, aux punaises. »

M. de Rochas a essayé de voir ce que produiraient certaines substances à proximité de la tête.

« Un jour, Benoît, mis en état somnambulique, a senti le goût de chartreuse, quand on lui a approché de la nuque un flacon de cette liqueur ; une autre fois, on a provoqué des nausées en approchant également de la nuque un petit paquet d'ipécacuana, à son insu et au mien, pendant qu'il était éveillé. »

Nos expériences récentes. — Dans ces derniers temps, l'un de nous a eu l'occasion d'observer et de traiter une femme de la campagne atteinte de grande hystérie. Élisa F..., ne sachant ni lire, ni écrire, n'avait aucune idée des phénomènes que nous recherchions; par conséquent l'occasion était favorable pour étudier l'action des métaux et des médicaments à distance. Depuis longtemps, nous n'avions fait aucune recherche de ce genre, et nous nous trouvions dans cet état d'esprit, de doute et d'hésitation qui succède à l'enthousiasme quand il s'agit de phénomènes aussi extraordinaires qu'on n'a plus l'occasion de constater. Nous nous demandions si les phénomènes que nous avions révélés au monde savant étaient bien réels et si nous n'avions pas été le jouet d'une illusion. Ce doute nous imposait les précautions les plus rigoureuses, et on pensera certainement que nous nous y sommes conformés. L'épreuve s'est faite dans le silence du cabinet, dans l'isolement le plus complet du sujet et de l'expérimentateur. Les expériences ont été peu nombreuses, mais elles nous paraissent assez concluantes.

Les médicaments ont été expérimentés chez cette femme qui ne pouvait se douter de ce qui allait se produire. A l'état de veille, on lui met un flacon dans la main et on la prie de le garder un instant. Au bout de quelques minutes, elle est plongée dans un sommeil très calme. Ce flacon était du bromure de camphre. Pendant que le sujet est plongé dans ce sommeil ainsi provoqué, on présente derrière la tête un flacon d'alcool et, dans ces circonstances, on est absolument certain d'avoir pris toutes les précautions pour éviter de donner une indication quelconque. On voit presque immédiatement que le sujet est agacé et influencé d'une façon différente. A son réveil, Élisa F... nous dit qu'elle ne sait pas ce qu'elle a éprouvé, mais qu'elle a bien mal à la tête. En se levant, elle chancelle, ses jambes ne peuvent la porter. « On dirait que je suis ivre, nous dit-elle. » Peu à peu les phénomènes s'atténuent, mais toute la soirée qui a suivi l'expérience, elle a présenté de l'excitation, une grande volubilité de paroles, des vomissements ; dans la nuit, elle n'a pu dormir, elle était très énervée ; le mal de tête a persisté plusieurs jours sans pouvoir être dissipé par la suggestion. Cette expérience nous paraît absolument démonstrative, et nous osons croire qu'on y attachera la même importance que nous.

Diverses autres substances ont été essayées ; un flacon d'eau de laurier-cerise a produit de la chaleur à la tête bientôt suivie d'un sommeil calme avec respiration accélérée. A son réveil, elle se rappelle son hallucination ; elle dit qu'elle a rêvé qu'elle était à l'église ; elle voyait des anges de toutes couleurs, blancs et rouges, qu'elle cherchait à saisir. La valériane a déterminé un sommeil agité avec trépignements des pieds ; elle s'est roulée toute la nuit dans son lit.

Ces phénomènes, pour être moins caractéristiques,

n'en sont pas moins probants. Ainsi l'eau de laurier-cerise a provoqué une hallucination religieuse et la valériane une hallucination très marquée.

Une expérience d'ordre thérapeutique a été tentée avec succès. Élisa F... avait un vaginisme qui, depuis plusieurs mois, résistait à la suggestion. Nous avons eu l'idée pendant qu'elle était plongée dans le sommeil hypnotique, d'appliquer du camphre en regard de la partie malade ; à son réveil, elle nous dit, pour la première fois qu'elle se sentait moins serrée, mais que la contraction était déplacée et maintenant portée à l'estomac et à la gorge. Nous l'avons endormie de nouveau en mettant le flacon de camphre en regard de la gorge et de l'estomac, le vaginisme reparaissait au réveil. Plusieurs fois nous avons renouvelé l'expérience et le résultat a toujours été le même. Le camphre amenait un déplacement de contracture. Il faut dire qu'au préalable nous avons cherché à obtenir la disparition de ce symptôme sans produire aucune modification. Nous avons donc le droit d'attribuer le résultat au camphre seulement.

Une fois cette constatation faite, nous avons mis le sujet de la partie en lui disant d'appliquer le camphre dès qu'elle serait gênée par cette contraction. Chaque fois, elle ressentait de la chaleur accompagnée de dilatation, et ce n'était pas un phénomène subjectif, comme nous avons pu nous en assurer par un examen direct. Dans les premiers jours, il ne se produisait qu'un simple déplacement de la contracture qui passait d'un organe à un autre suivant le lieu d'application du camphre. Peu à peu les phénomènes étaient de moindre intensité et le symptôme a complètement disparu. Voilà plusieurs mois que ce résultat a été obtenu et la guérison se maintient, même après la cessation de l'application du camphre. Le mari d'Élisa F... nous a certifié que la guérison de sa femme était bien complète. Du reste, elle est devenue enceinte.

Voilà donc une application de la méthode à la thérapeutique qui nous paraît d'une réelle importance : la suggestion aidée par l'application d'un médicament à l'extérieur.

Dans cette ordre d'idées d'application à la thérapeutique, nous avons poursuivi et poursuivons encore nos recherches. Pour généraliser les applications de la méthode, il était de première importance de rechercher sur des sujets peu sensibles, et d'obtenir des résultats peut-être moins saisissants, mais tout aussi encourageants.

Nous expérimentons en ce moment sur deux femmes atteintes de formes différentes d'hystérie, sans convulsions, hypnotisables l'une et l'autre à un degré modéré, aux troisième et quatrième degrés de la clasification proposée par M. Bernheim, ce que M. Liébault appelle le sommeil léger pour l'une, le sommeil profond pour l'autre.

Madame..., qui n'a jamais pu atteindre qu'un sommeil léger, est depuis longtemps hypnotisée par l'un de nous, dans un but thérapeutique. Les suggestions, pour un temps même très rapproché, réussissent assez mal ; aussi nous avons été plusieurs fois sur le point d'abandonner son traitement. Nous renonçons aux suggestions et les remplaçons par la présentation des médicaments à distance. Nous essayons d'abord de lui faire tenir le flacon dans la main ; n'ayant obtenu aucun résultat, nous revenons au procédé ordinaire et approchons le flacon débouché d'une partie quelconque découverte, le visage, le cou ou les mains.

Le premier jour, nous approchons le chloral près de la main. Pendant le sommeil, rien ne se produit qu'un peu de lenteur dans les réponses. Au réveil (le flacon avait soigneusement disparu) : « Je me trouve fort singulière, très calme du reste, mais ce n'est plus la même chose que les autres jours. »

Le lendemain nous présentons de la *teinture de valériane* devant la main insensible (la malade est hémianesthésique) : picotements, agacements immédiats dans l'autre main, la main sensible : puis bientôt dans les deux. Une maladresse de l'opérateur répand une partie de la teinture sur les vêtements. L'odeur désagréable se répand dans toute la chambre, la malade ne bronche pas ; à peine réveillée, à la manière que nous employons d'ordinaire chez elle, par un léger souffle sur la main : « Quelle odeur horrible !... Qu'avez-vous fait ?... Voilà une chambre empestée !... »

Un autre jour, nous présentons un flacon de *chloroforme* : calme, disparition complète de toute douleur, même de l'ovaralgie qui a résisté jusqu'ici à toute suggestion. Cet effet bienfaisant se prolonge après le réveil, la nuit est bonne et la matinée suivante.

Le lendemain, voulant poursuivre ce résultat thérapeutique, et observer plus attentivement les effets du chloroforme, nous en renouvelons l'application devant la main anesthésiée, en priant la malade de nous tenir au courant de toutes ses sensations. La main ressent d'abord un léger froid, picotements dans les deux mains, pesanteur des deux membres supérieurs qui se soulèvent à grand'peine et retombent aussitôt. Cette sensation s'étend aux membres inférieurs ; pesanteur sur la poitrine, apportant quelque gêne à la respiration. Peu après, sensation d'anéantissement, de chute douce : « Je n'ai plus de jambes, je glisse sur le côté gauche. » La malade, du reste, est parfaitement immobile dans son fauteuil et ne s'incline pas. Bien-être, disparition de toute douleur. Le flacon est approché du côté gauche du visage : aussitôt, sensation de pesanteur et de cercle autour de la tête. Le flacon enlevé, nous réveillons la malade comme d'ordinaire. Le lendemain, elle nous dit que la nuit a été bonne et la journée suivante passable.

Ce jour-là, troisième application du chloroforme qui amène la même succession de sensations que la veille, plus une anesthésie relative de la main ordinairement sensible. Cette fois, l'amélioration ne s'est pas prolongée ; la malade a pourtant dormi, mais d'un sommeil troublé par des rêves sinistres ; la journée suivante n'a pas été bonne.

L'autre malade a le sommeil hypnotique moins incomplet. Les suggestions réusissent un peu mieux.

Un jour, nous présentons le *chloroforme* ; les douleurs se dissipent, les jambes sont faibles ; elle tombe dans un état d'anéantissement qui n'est pas sans charme. Au réveil, elle dit se trouver beaucoup mieux qu'après les autres séances d'hypnotisme ; elle ne sait d'où cela vient, et nous remercie avec effusion. En se rendant chez elle, ses jambes sont restées si faibles qu'elle titube dans la rue, et toute la journée elle se sent hébétée. Du reste, sa douleur ordinaire, sous la mamelle gauche, a disparu, et la nuit s'est passée meilleure.

Le lendemain, nous présentons le *valérianate d'ammoniaque de Pierlot :* picotements, agacements dans le côté gauche. qui est son côté douloureux ; bientôt ils font place à un engourdissement toujours limité à gauche. Elle part sans titubation, mais à son arrivée chez elle, elle tombe en syncope et, à la suite, dans une agitation qui dure trois jours, pendant lesquels nous ne la revoyons pas. Il est à remarquer que le valérianate d'ammoniaque administré à l'intérieur produit chez cette femme des effets analogues.

Le jour qu'elle revient chez nous, nous lui présentons l'*eau de laurier-cerise ;* elle s'affaiblit, elle se sent mourir ; nous substituons l'*éther*, elle se sent malade, elle souffre de toutes ses douleurs, elle est agitée.

Nous revenons au *valérianate d'ammoniaque* qui, cette fois, amène une amélioration sensible, amélioration qui se prolonge jusqu'au lendemain.

Ce jour-là, nous lui présentons de l'*ammoniaque* : grand bien-être qui persiste tout le temps du sommeil et se prolonge jusqu'au lendemain. Pendant le sommeil nous avions promené l'ammoniaque près du visage, sous les narines, sans que la malade fît aucun mouvement. Une fois éveillée, nous la lui faisons sentir ; elle se recule brusquement, repousse le flacon avec horreur.

Le jour suivant, l'amélioration se soutenant, nous essayons l'*ésérine*, en solution au dixième. Grand calme, toute douleur a disparu. Au réveil, la première parole : « Quelle brume j'ai devant les yeux !.. » Ordinairement à son réveil, elle n'a jamais vu ce brouillard devant les yeux. Au bout de quelques minutes, le brouillard se dissipe.

RÉSUMÉ DES FAITS. — Tels sont les faits observés et répétés un assez grand nombre de fois pour que le doute ne soit pas permis sur leur existence. C'est toujours le même tableau qui se déroule avec la même substance, ce tableau est souvent traversé par des ébauches de crises ; la période prodromique, qui est banale, varie parfois, mais l'action principale est toujours identique, et, nous osons le dire, vraiment spécifique.

Dans l'analyse de ces phénomène et dans leur interprétation, la plus grande difficulté consiste à distinguer l'accessoire du principal.

Il faut bien savoir que n'importe quelle substance placée dans un certain rayon d'un sujet très sensible détermine des phénomènes qui n'ont rien de spécial. La main en regard du corps, surtout de certaines parties plus sensibles. variables suivant la personne, détermine la suspension de toutes les fonctions de relation, quelquefois même de l'attraction, et le sujet s'incline vers la main ou le flacon vide qui lui est présenté. Un flacon contenant de l'eau distillée, un paquet de papier, d'autres substances inertes, produisent le même effet.

Approchées trop vivement, elles peuvent même déterminer de la douleur et arracher un cri. Elles agissent comme un coup de poing; car il faut noter que ces malades sont sensibles à un mouvement violent qui les effleure, sans les toucher. Dans la phase prodromique de leur action, les substances actives agissent de cette manière banale, parfois elles produisent des phénomènes qui rappellent l'attaque d'hystérie, des grands mouvements et des contorsions, d'autres fois le sommeil ou le délire, mais tous ces phénomènes se distinguent de ceux de l'attaque d'hystérie par leur lenteur et leur évolution même. Nous le repétons, ce sont les premières réactions du système nerveux, variables avec les sujets.

Bientôt à ces phénomènes sans caractère, succèdent des actions spécifiques que ni le sujet ni l'expérimentateur ne peuvent faire varier. Ce sont celles qu'il faut savoir dégager de tout ce qui est accessoire et que nous pouvons mettre en relief dans un coup d'œil d'ensemble.

Tous les narcotiques font dormir, mais pour chacun d'eux le sommeil a un caractère propre. Avec l'opium, il est lourd et le réveil ne peut être provoqué ; le sujet en se réveillant est fatigué et éprouve de la pesanteur de la tête ; avec le chloral il est plus léger et peut facilement se dissiper. La morphine détermine un sommeil analogue à celui de l'opium et qui peut être atténué par l'atropine ; la narcéine a un sommeil spécial avec salivation et pupilles normales ; le réveil est brusque et le regard anxieux. Le sommeil de la codéine, de la thébaïne, de la narcotine, s'accompagne de convulsions plus ou moins généralisées.

Les vomitifs ont aussi dans leurs effets des différences sensibles. L'apomorphine détermine des vomissements très abondants sans efforts, suivis de céphalalgie et de tendance au sommeil. L'ipéca produit de la salivation, des vomissements moins abondants avec goût spécial à la bouche. L'émétique amène surtout des nausées avec état de prostration.

Les purgatifs ont parfois amené une action purgative réelle, mais surtout des contractions intestinales.

Les alcooliques nous ont présenté des différences bien marquées. L'alcool éthylique sous ses différentes formes a toujours donné une ivresse gaie ; l'alcool amylique au contraire, une ivresse furieuse et une véritable scène de rage. L'aldéhyde a déterminé presque instantanément un état de prostration complète avec respiration stertoreuse, impossibilité de parler et figure hébétée.

Les antispamodiques ont donné des actions plus différentes encore. L'eau de fleurs d'oranger, le camphre, se sont montrés de véritables calmants en provoquant un sommeil tout à fait naturel. L'eau de laurier-cerise a donné une double action; convulsions des muscles respiratoires par l'acide cyanhydrique, extase religieuse par l'essence. La valériane, considérée comme un calmant, a produit une violente excitation avec phénomènes bizarres analogues à ceux qu'elle provoque chez les chats. Il est vrai que le valérianate d'ammoniaque a produit un véritable effet calmant.

Les diverses essences ont présenté cette particularité importante : concentrées, elles provoquent des grands mouvements, des contorsions en rapport avec des hallucinations tristes; diluées, elles produisent des mouvements doux et lents dont la succession constitue un véritable tableau, en rapport avec des hallucinations agréables.

Les anesthésiques ont produit de l'excitation très marquée, rappelant la première période de l'anesthésie chirurgicale.

Les excitants ont aussi leurs effets particuliers. Le phospore donne un tremblement général avec hallucination terrifiante; la cantharide, une excitation génésique que le camphre arrête immédiatement. Les convulsivants produisent de violents mouvements convulsifs.

Diverses autres substances ont des actions physiologiques absolument spéciales. La vératrine produit l'enchifrènement, le picotement des narines avec trouble de la vue; le jaborandi et la pilocarpine font suer avec action saccharifiante de la salive.

Enfin il est des substances, même des plus actives, qui n'ont rien produit.

Telles sont les effets caractéristiques qui se sont rencontrés au milieu de tableaux plus ou moins variés. Nous devons faire remarquer que si parfois nous avons obtenu des actions prévues, d'autres fois nous avons été surpris par des effets inattendus.

Chez d'autres sujets moins sensibles que nos deux premiers, nous avons obtenu des actions un peu variées, bien que de même ordre. Ainsi l'alcool, au lieu de donner l'ivresse complète, produit de la faiblesse dans les jambes; la valériane se contente de déterminer de l'excitation; l'eau de laurier-cerise, une hallucination religieuse. L'essence de thym a déterminé un syndrome impossible à prévoir, à savoir l'exorbitis avec gonflement thyroïdien. La sabine a produit des gargouillements de ventre et des selles diarrhéiques; les composés stanniques, un sentiment de bien-être avec visions lumineuses; le haschich, la sensation d'enlèvement avec visions de toutes sortes ; le seigle ergoté, de la contracture générale.

Dans tous ces phénomènes, il faut distinguer les actions psychiques, hallucinations variables, des actions somatiques, vomissements, contractions intestinales, salivation, éternuement, bâillement, sommeil, excitation génésique, ardeur des voies urinaires, titubation alcoolique. Ce sont ces dernières que nous nous sommes attachés à constater rigoureusement et qui nous paraissent au-dessus de toute contestation, car elles défient toute supercherie.

CHAPITRE IV

DU DÉTERMINISME DES PHÉNOMÈNES

Nécessité de connaître les conditions expérimentales. — État du sujet:
veille ou somnambulisme; entraînement; sensibilité individuelle. —
Durée de l'application. — Lieu de l'application. — Distance d'appli-
cation; action comparée du médicament à l'extérieur et à l'intérieur.
— Dose de la substance. — Des vases ouverts ou fermés, etc. —
Antagonisme, antidotisme. — Spécialité d'action de chaque substance.
Résumé du déterminisme expérimental.

Nous abordons, dans cet ouvrage, un chapitre de la
science physiologique tout à fait inédit; par conséquent nous devons aller pas à pas et parcourir par
degrés les différentes étapes, comme s'il s'agissait
d'une science nouvelle.

On doit, en effet, avec Ampère et Claude Bernard,
diviser en quatre périodes l'histoire d'une science
parvenue à son entier développement [1].

[1] Claude Bernard, *Leçons de pathologie expérimentale*. J.-B. Baillière et
Fils. Paris, 1872.

« Le premier degré se borne à la description, sans pénétrer au delà des apparences extérieures; on se contente de décrire exactement les faits. A la seconde période, on recherche les causes latentes qui donnent naissance aux phénomènes observés. A la troisième période, on cherche à connaître les transformations qui s'opèrent dans les êtres et les modifications qu'ils présentent. Enfin, le quatrième degré ou degré le plus élevé, embrasse les lois qui régissent la succession des phénomènes naturels dans un ordre déterminé; c'est alors que connaissant la règle générale des phénomènes, leur point de départ en quelque sorte, on peut prédire les faits qui doivent se manifester et même indiquer les expériences ou les perturbations qui peuvent en modifier le développement. C'est là le point le plus élevé, c'est la limite extrême que peut atteindre l'esprit humain. »

Il n'est pas étonnant que dans cet ordre de faits nouveaux où nous entrons, nous n'en soyons qu'à la première période. Toutefois, nous avons tenté de rechercher les conditions suivant lesquelles les phénomènes se produisaient, mais nous sommes loin d'être arrivés à une solution complète. Dans cette tentative, Claude Bernard a été notre guide; c'est lui qui nous a indiqué la marche à suivre pour l'expérimentation [1].

---

[1] Claude Bernard, *Introduction à l'étude de la médecine expérimentale.* J.-B. Baillière et Fils. Paris, 1865.

« La matière vivante, dit-il, aussi bien que la matière brute, est inerte par elle-même, elle ne manifeste ses propriétés que lorsqu'elle y est provoquée par l'influence de conditions déterminées et extérieures à elle. Parmi les circonstances ambiantes qui agissent sur une matière donnée, soit organisée, soit inorganique, pour produire les manifestations de ses propriétés ou l'apparition d'un phénomène, il s'agit donc toujours de déterminer, entre les circonstances accessoires qui entourent le corps, quelle est celle qui constitue la condition essentielle et nécessaire du phénomène, de telle sorte que celui-ci se reproduise toujours lorsque cette condition existe, et qu'il ne se reproduise jamais lorsqu'elle n'existe pas.

« La découverte de cette condition élémentaire est le point capital, car c'est seulement quand on la connaît qu'on devient maître des phénomènes. Il suffit de faire naître ou d'écarter cette condition déterminante. Un phénomène se manifeste toutes les fois que les mêmes conditions se trouvent réunies et, si elles ne le sont pas, il ne se manifestera point. Donc en réunissant ou en écartant ces conditions on peut provoquer ou empêcher le phénomène au moment précis où on le veut. »

Si des observateurs veulent reprendre nos expériences et ne réussissent pas, ils devront attendre pour formuler leur jugement. Sans cela ce serait le cas de leur rappeler qu'une expérience négative ne prouve qu'une chose, c'est que les conditions étaient différentes.

« La détermination de condition, dit encore Claude Bernard, doit être absolue par elle-même ; si un phénomène se passait de la même manière dans des conditions essentielles différentes, ou s'il variait lorsque les conditions restent invariables, il est clair qu'il n'y aurait plus de science possible, car ce serait admettre que des causes diverses produisent des résultats identiques et que les mêmes causent engendrent des effets différents. Ce serait, en un mot, nier le principe même de la science, et prétendre que la nature n'a pas de lois, car le premier caractère d'une loi est d'être invariable. La recherche des lois des phénomènes forme le but de l'expérimentation, et l'art d'expérimenter consiste à se placer dans des circonstances telles que l'apparition ou la non-apparition des phénomènes en soit la conséquence constante ; quand on opère dans les mêmes conditions, les résultats doivent toujours être les mêmes. Deux expériences sont nécessairement différentes si elles ont donné des résultats contradictoires. Le fait acquis, c'est qu'on a observé des phénomènes différents ; mais ce qui n'est plus un fait acquis, c'est qu'on ait opéré dans les mêmes conditions. Le contraire est même démontré par cela seul que les résultats ne sont pas les mêmes. Il faut donc chercher la cause de cette divergence. La contradiction des expériences prouve une seule chose, c'est qu'il y a des conditions encore inconnues qui ont échappé à l'expérimentateur.

« C'est là le problème, car la science, selon l'expression de Léonard de Vinci, n'est au fond que l'étude des circonstances des choses. C'est la connaissance de toutes ces circonstances qui s'appelle le *déterminisme*. »

C'est avec raison que P. Richer, à propos de la grande hystérie, a écrit : « Pour ce qui touche à des faits si étonnants, il faut plus que de la bonne foi, de la sincérité, de l'impartialité, il faut une rigueur de méthode absolue. »

DIFFICULTÉ DE CONNAITRE LES CONDITIONS EXPÉRIMENTALES. — En présence de phénomènes si extraordinaires, mais dont la réalité est hors de doute, du moins nous l'espérons, après l'exposition ci-dessus, notre premier soin était de déterminer les conditions expérimentales de leur apparition. Nous ne pouvions songer à livrer ces faits au monde savant, sans avoir posé la première base des lois qui les régissent. Quant à leur explication, nous ne songions pas à y pénétrer, et, maintenant encore, nous en faisons bon marché. Mais, pour être inexplicable, un fait n'en est pas moins un fait. On pouvait comprendre que nous ne sachions pas le *pourquoi* ; on ne nous aurait pas pardonné de ne pas indiquer le *comment*. Il importait donc moins d'expérimenter un grand nombre de substances, que de rechercher les lois générales des actions à distance.

Que le lecteur veuille bien se représenter que tout était à faire dans ces recherches ! nous nous trouvions en face de l'inconnu. Il ne sera pas surpris si nous n'avons pas pu retourner le problème en tous sens.

Qu'il remarque le temps considérable nécessaire rien que pour nous convaincre nous-mêmes de la réalité des phénomènes ! il comprendra comment nous sommes loin encore de posséder toutes les données au grand complet.

Examinons pourtant les principales :

ÉTAT DU SUJET. — VEILLE OU SOMNAMBULISME. — ENTRAINEMENT. — SENSIBILITÉ INDIVIDUELLE. — Les personnes sensibles aux actions extérieures des médicaments comme des métaux sont celles dont le système nerveux est en rupture d'équilibre. Le degré de cette sensibilité spéciale nous paraît en rapport avec la déséquilibration ; si bien que tel qui était très sensible le deviendra de moins en moins ; tel autre se trouvera sensible, qui ne l'était pas auparavant.

V.... notre sujet le plus brillant, étant hémiplégique à droite, ressentait vivement l'attraction de l'aimant ; devenait-il hémiplégique à gauche, par un artifice d'expérience, ou par l'évolution naturelle de sa maladie, l'aimant ne lui faisait plus rien. Pourquoi n'en pourrait-il être des actions des médicaments comme de celle de l'aimant ? Nous avons vu ce malade se transformer lentement sous nos yeux ; par une évolution lente et spontanée, il s'approchait de l'équilibre normal ; son état s'améliorait et en même temps il devenait de moins en moins impressionnable aux substances appliquées à l'extérieur.

Chez des personnes mieux équilibrées, l'hypnotisme peut produire cette *orientation* nécessaire du système nerveux (ce mot n'est qu'une figure), qui les rend impressionnables, quand, à l'état de veille, elles ne le sont pas. Le premier exemple que nous en ayons eu, et le plus frappant, est celui de ce marin qui n'est point malade ; éveillé, il n'est en rien influencé par le voisinage et le contact de substances très actives ; en somnambulisme, le chloral le plonge dans un sommeil comateux, l'alcool l'enivre. Tous les jours, dans nos recherches thérapeutiques, nous trouvons des personnes qui sont influencées dans le sommeil hypnotique, et qui dans leur état ordinaire, manient, comme tout le monde, n'importe quelle substance.

Nous pouvons donc dire que si des sujets exceptionnels sont, en tout état, sensibles aux médicaments à l'extérieur, les sujets ordinaires n'acquièrent cette sensibilité que dans le sommeil hypnotique. Sans pouvoir le démontrer, nous pensons que le degré d'hypnotisme que peut atteindre le sujet est la mesure de sa sensibilité aux médicaments à distance.

Par une déduction logique, nous serions amenés à penser que les personnes ni malades, ni hypnotisables, doivent à priori passer pour insensibles. Cette conclusion est trop absolue et rien ne prouve que nous ne soyons pas tous influencés, à un faible degré, par les actions et les contacts extérieurs.

Chez nos deux premiers sujets, nos deux grands hystériques, c'est à l'état de veille que nous présentions d'ordinaire les médicaments. Bientôt le sujet tombe dans un état spécial, ayant de nombreux rapports avec certaines formes de l'hypnotisme, notamment avec la catalepsie, mais en différant par plusieurs caractères. C'est ainsi qu'aucune manœuvre ne peut le faire passer à la léthargie ou au somnambulisme. Dans cet état, le sujet est absolument inconscient, car il ne ressent aucune excitation extérieure et n'en conserve plus tard aucun souvenir.

Parfois, sur ces deux malades, nous avons présenté le médicament, dans le somnambulisme. Chose étrange! L'effet est moins rapide. Il se produit d'abord un travail négatif, pour ainsi dire, qui consiste à combattre le somnambulisme, à ramener le sujet à son état ordinaire. C'est alors seulement que commence l'effet positif de la substance. De même, si un médicament est substitué à un autre sans interruption, dans une première période, la nouvelle substance combat la première; dans une seconde période, se manifeste son action propre. Sur d'autres sujets (le marin de Toulon), l'action des médicaments se superpose au somnambulisme et le remplace. Sur d'autres enfin, l'état d'hypnotisme ne semble pas modifié. Ceux-ci demeurent en relation avec l'hypnotiseur; ils éprouvent seulement des impressions nouvelles dont ils rendent compte.

Les sujets sont-ils susceptibles d'entraînement, c'est-à-dire, la sensibilité spéciale aux médicaments appliqués à l'extérieur augmente-t-elle par l'usage répété ? On l'a dit souvent : les hystériques sont des automates bien montés, des animaux savants bien dressés ; ils subissent tous les entraînements, hypnotisme, suggestion, action à distance ; il suffit de les bien diriger. Il en est de cette observation comme de celle qui ne voit chez les hystériques que mensonges et duperie, elle vient de personnes qui n'ont jamais approfondi et manié les hystériques.

Pour ce qui est des actions à distance, c'est justement le contraire qui est la vérité. A nos premières expériences, les réactions ont été les plus belles, les plus complètes, les plus décisives ; plus tard, elles sont devenues moins correctes, parfois elles manquaient tout à fait. Enfin, à la longue, les souvenirs venaient parfois se mêler, se substituer aux impressions actuelles. Après plusieurs mois d'expérimentation, V. M… tombait en ivresse en voyant de loin une bouteille de champagne, ou en hallucination religieuse par un flacon d'eau pure qui lui rappelait l'eau de laurier-cerise. Mais ce n'étaient là que des délires, des actions psychiques ; les phénomènes somatiques manquaient complètement, ce qui permettait à l'observateur de distinguer nettement ces impressions d'autrefois des impressions actuelles.

En tous cas, nos sujets devenaient de moins en moins sensibles ; donc pas d'entraînement possible !

Entre les sujets, il est des différences considérables de sensibilité. Dans nos premières expériences, les substances appliquées à leur état naturel (morceau d'opium, graine de noix vomique entière, alcool pur) produisaient du premier coup le maximum de leur action, c'est-à-dire l'action toxique (sommeil comateux, convulsion tétanique, ivresse complète). Nous étions en présence d'organismes exceptionnels, pour lesquels il eût fallu modérer les doses. Dans d'autres circonstances, bien plus fréquentes, l'action toxique n'est jamais atteinte ; l'expérimentation demeure dans le champ de l'action utilisable. Pour les applications thérapeutiques, c'est une limite qui ne doit pas être dépassée ; on pourra toujours s'y maintenir en proportionnant les doses des substances à la sensibilité des sujets.

Durée de l'application. — Durée de l'action. — Sur nos grands sujets, l'action des substances était immédiate ou au moins très rapide ; une ou deux minutes y suffisaient. A ce moment, l'expérimentateur ne pouvait plus rien pour arrêter l'effet de la substance qui se déroulait fatalement et au complet. L'application était-elle renouvelée, l'action se prolongeait sans varier. Mais une fois l'application suspendue, au bout d'une demi-heure environ, le sujet reprenait conscience et il ne restait rien de ce qui venait se passer, à peine l'odeur ou le goût de la substance appliquée poursuivaient-ils quelques instants le sujet réveillé.

Sur d'autres, l'effet ne dure qu'autant que dure l'application de la substance. Tel le malade de M. Dufour (de Grenoble), qui était tout surpris de se trouver à quatre pattes, quand les feuilles de valériane tombaient avec son bonnet.

Chez d'autres, au contraire, l'effet se prolonge fort longtemps. Nous avons cité ci-dessus une ivresse alcoolique qui a duré jusqu'au lendemain.

Dans le plus grand nombre des cas, enfin, l'action apparente ne dure que le temps d'application; toutefois certains résultats thérapeutiques nous font penser que, même dans ce cas, les symptômes hystériques peuvent être favorablement modifiés pendant un temps prolongé.

Lieu de l'application. — Nous avons dû chercher si le lieu d'application n'avait point d'importance. Nous avons été de la tête aux extrémités des mains et des pieds; les effets sont restés les mêmes. Chez les hémianesthésiques, nous n'avons pas trouvé de différence à présenter les substances aux régions sensibles et aux régions insensibles. Chez V..., l'or, le mercure, la noix vomique, provoquaient des douleurs locales aussi bien sur le côté anesthésié que sur le côté sensible; ce qui prouve en passant que cette excitation diffère essentiellement des excitations ordinaires, piqûres, chocs, brûlures, etc.

Chez d'autres hémianesthésiques, les réactions de picotements, agacements, se font d'abord sentir dans le côté sensible, quel que soit le lieu d'application de l'excitant.

Chez d'autres non hémianesthésiques, mais présentant plusieurs régions douloureuses du même côté du corps (régions ovarique, sous-mammaire, temporale), c'est dans ce côté douloureux qu'apparaissent les sensations provoquées par les substances présentées, et quel que soit le lieu de leur application.

DISTANCE D'APPLICATION. — Nous avons dit que les substances agissaient non seulement au contact, mais à distance. C'est un point, si intéressant, si important qu'il soit, qui ne touche pas à l'essence même du phénomène. On peut ici comparer l'action de la substance à celle d'un corps chaud ; celui-ci produira la douleur à une distance variable, en rapport, d'une part avec le rayonnement de la source de chaleur, et d'autre part avec la sensibilité de la région exposée.

De même, il est des sujets sensibles à l'or, à son contact, d'autres sensibles à l'or, même à plusieurs centimètres de distance. De même encore, celui-ci tombera en convulsion par une noix vomique cachée dans les plis de son vêtement ; celui-là aura besoin du contact immédiat avec la peau ; pour d'autres, enfin, il faudra que la substance active pénètre dans l'intimité de l'organisme et vienne au contact même des éléments nerveux. C'est la sensibilité individuelle qui décide de ces différences.

C'est peut-être cette notion de la distance qui explique comment les sujets les plus impressionnables peuvent vivre dans le monde, entourés de substances qui sembleraient devoir les influencer.

Du reste, en y regardant de près, on voit ces personnes se composer un genre de vie à part et éviter tout ce qui peut leur nuire. Chaque fois qu'on approchait de V. M... une substance active, elle éprouvait d'abord une sorte de gêne, d'agacement, et son premier mouvement était de fuir ou d'éloigner l'objet qui la gênait. V..., fort ignorant, choisissait d'instinct dans un bouquet et jetait loin de lui les fleurs d'aconit, de pavot, de digitale, gardant les roses et autres fleurs inoffensives.

Il faut remarquer encore que les actions extérieures ne sont pas instantanées et que le sujet, averti par la première impression désagréable, a le temps de les éviter. Ces trois notions, distance de l'objet, temps nécessaire à son action, agacement prémonitoire, permettent de comprendre comment, malgré leur susceptibilité, ces personnes peuvent vivre de la vie commune.

Revenant à la question de la distance, nous avons cherché à déterminer la limite maximum à laquelle une substance peut agir; mais nos expériences sur ce point sont restées trop peu nombreuses et trop incomplètes. Au surplus ne paraît-il pas probable que la nature, la dose de la substance, l'impressionnabilité ordinaire ou actuelle du sujet, et bien d'autres conditions sans doute font varier cette limite ?

ACTION DES MÉDICAMENTS A L'EXTÉRIEUR ET A L'INTÉRIEUR. — La question de distance nous amène à parler de l'action comparée des médicaments à l'*extérieur* et à l'*intérieur*. Certains auteurs affirment que les hystériques possèdent pour les poisons une tolérance exceptionnelle ; Gendrin serait allé impunément jusqu'à 0,75 et 0,80 d'opium par jour. Des faits opposés sont cités contradictoirement ; une hystérique empoisonnée par *cinq gouttes* de laudanum fut empoisonnée de nouveau par une tasse de café noir administrée comme antidote. Ce ne sont peut-être là que des idiosyncrasies dans le genre de celle de Broca, pour qui le laudanum était un purgatif énergique, et de bien d'autres.

Dans un organisme aussi changeant que l'organisme hystérique, tout est possible. Les sujets peuvent entre eux présenter les plus grandes différences, les plus invraisemblables contradictions ; chez un même sujet, les réactions peuvent varier d'un instant à l'autre.

On est porté à admettre tout d'abord que si par son voisinage extérieur, un poison produit les phénomènes toxiques, il serait souverainement imprudent de l'administrer à l'intérieur ; V... a éprouvé un grand mal pour avoir pris quelques gouttes de noix vomique, ce qui paraît tout naturel quand on voit cette graine produire à la surface du corps une douleur atroce. La métallothérapie utilise cette connaissance, et donne avec succès à l'intérieur le métal qui s'est montré actif à l'extérieur.

Il ne serait pas impossible que dans d'autres circonstances, la sensibilité spéciale à ces actions toxiques, en se portant tout entière à la périphérie du corps eût abandonné les organes centraux, ce qui expliquerait la tolérance excessive.

Ce sont là des questions qui, pour être résolues, demandent une observation et des expériences prolongées. Pour le moment, il nous paraît prudent de porter la plus grande circonspection dans l'administration aux hystériques de médicaments très actifs.

Dose de la substance. — La dilution ou la concentration, la quantité absolue, la dose, en un mot, n'est point encore une question que nous ayons pu résoudre. Quelque restreintes qu'aient été nos recherches en ce sens, nous sommes certains que l'intensité des effets varie comme la dose.

Les quantités très faibles, les dilutions étendues ne produisent guère que les phénomènes psychiques. Une petite quantité d'eau de laurier-cerise étendue d'eau pure a provoqué l'extase, sans convulsions diaphragmatiques; l'eau chloroformée s'est bornée à une hallucination sans l'excitation ni l'anesthésie chloroformique. Avec la noix vomique, la coque du Levant, les convulsions ou les douleurs ont été d'autant plus intenses que les quantités étaient plus fortes.

Sur l'alcool, nous avons fait quelques tentatives de dosage; 1 gramme d'alcool dans 10 grammes d'eau n'a rien produit, ni même 5 grammes; il a fallu arriver à la dose de 15 à 20 grammes pour obtenir une légère ivresse; toutefois il a suffi de 50 centigrammes d'eau de laurier-cerise dans 100 grammes d'eau pour produire l'extase. Dans certains cas il a suffi de présenter les bouchons des flacons. Ainsi le bouchon du flacon contenant de la noix vomique nous a donné les effets de cette substance, mais atténués.

Vases ouverts ou fermés, etc. — Au début de nos recherches, nous avons vu le sujet ne pouvoir supporter le contact d'une boule de thermomètre, alors qu'une baguette de verre le laissait insensible; c'était donc le mercure qui agissait. Cherchant l'action des composés métalliques, nous avons approché des liquides dans leurs flacons (chlorure d'or, nitrate de mercure) et l'effet du métal s'est produit. Plus tard, étant passés de la métalloscopie à l'action des médicaments à distance, nous avons dû approfondir cette condition de la substance enfermée ou mise à découvert. Nous avons varié nos essais depuis les flacons tout ouverts jusqu'aux tubes scellés à la lampe; voici les résultats acquis :

Les *flacons ouverts* agissent toujours et fournissent le maximum de l'action de la substance qu'ils contiennent, *bouchés au liège*, l'effet est sensiblement le même; *fermés à l'émeri*, l'effet est plus lent; le *bouchon recouvert de cire à cacheter*, de paraffine, de caoutchouc, l'effet est tardif et atténué.

Nous avions voulu essayer les *tubes fêlés* de Crookes, dont la fêlure ne permet pas au liquide de sortir, et laisse pénétrer les gaz avec une lenteur incalculable, mais nous n'avons pu réussir à réaliser rigoureusement cette condition difficile.

Enfin, les *tubes scellés* à la lampe nous ont donné des résultats souvent négatifs, toujours contradictoires. L'un de nous se rend à la Rochelle pour essayer sur V… un tube scellé plein d'alcool. Il avait la ferme conviction que l'expérience réussirait, car il se rappelait les résultats obtenus avec les flacons bouchés; et pourtant l'ivresse ne se produisit pas. Une autre fois, nous présentons à V.. un flacon scellé contenant de la cantharide en poudre; pas d'action spéciale ! Alors nous agissons sans mystères; nous lui disons que c'est de la cantharide : plusieurs fois déjà, il en avait subi l'action ; malgré un contact prolongé du tube, l'action spécifique ne se produit pas. A l'insu du sujet, on brise le tube, et tout aussitôt la cantharide agit.

Ces expériences seraient décisives à nos yeux si nous ne savions pas que le mercure du thermomètre cause une vive douleur. Peut-être est-il des corps qui sont comme isolés dans le verre, d'autres qui agissent au travers ?

Cette hypothèse nous conduisait à comparer l'action d'une même substance dans un vase de verre, un vase de métal et un vase poreux. Dans le verre scellé, nous n'avons pas eu d'action spécifique. Dans le métal soudé, le métal seul a agi. Enfin nous n'avons pu nous procurer des vases poreux dans des conditions convenables. Ces expériences sont donc demeurées sans résultat et même inachevées.

Guidés par une idée théorique, nous avions pensé aussi que la forme des vases pouvait n'être pas sans importance. Pour la déterminer, il eût fallu agir avec des vases scellés et nous savions déjà qu'ils sont inactifs, au moins ordinairement ; nous avons dû y renoncer.

Toutes ces recherches sont très importantes, au point de vue de la théorie ; elles seront reprises tôt ou tard, avec bien d'autres que nous ne soupçonnons pas. Pour les applications pratiques de la méthode, elles ont moins d'importance.

ANTAGONISME. — ANTIDOTISME. — L'étude des antagonismes physiologiques est certainement une des plus intéressantes des applications de la méthode. Nous avons pu nettement établir l'antidotisme de certaines substances : l'ammoniaque fait cesser rapidement l'ivresse alcoolique ; le camphre annule en quelques instants l'action de la cantharide ; l'un et l'autre se bornent alors à ce rôle négatif. Aussi ne faut-il pas confondre ces effets d'antidotisme avec les simples substitutions, où l'action d'une substance nouvelle remplace l'action d'une substance appliquée auparavant.

SPÉCIFICITÉ. — SPÉCIALITÉ D'ACTION. — Enfin, il est un point sur lequel nous devons insister, c'est la spécialité des effets de chaque substance. Assurément chaque sujet a sa réaction individuelle qui se retrouve à tout propos. Nous en avons vu tomber en état cataleptoïde, d'autres en contracture ; celui-ci « se sent mourir » ; cet autre croit glisser sur le côté, ou s'affaisser sur le parquet : l'un a une sensation de froid, l'autre un agacement général, des picotements dans les membres. Voilà ce qui est banal et appartient au sujet ; au delà, tout est spécial et dépend de la substance employée.

Et alors se retrouve l'action vraiment spécifique sur la motricité ou la sensibilité, sur un organe en particulier (estomac, glandes salivaires, etc.), et jusque dans le domaine de l'idéation. S'il est un phénomène qui paraisse dépendre du sujet, c'est l'hallucination ; quelle n'a pas été notre surprise de constater que l'hallucination elle-même dépend de la substance ! Que la cantharide, en excitant le système génital, provoque une hallucination amoureuse, jusqu'ici rien de bien surprenant ! Mais que l'essence d'amandes amères donne à tous le ravissement au ciel ! l'essence de mirbane, l'illusion de la leçon de dessin ! la valériane, les goûts et les allures du chat! voilà sans doute qui est fait pour surprendre.

Ce sont là des observations qui n'avaient pu être faites jusqu'ici. Dans l'ordre des faits connus, la spécificité de la noix vomique, de l'ipéca, des alcools, de l'essence d'absinthe et de bien d'autres a été merveilleusement confirmée, et non sans surprise pour les observateurs!

RÉSUMÉ DU DÉTERMINISME EXPÉRIMENTAL. — Les personnes sensibles aux actions extérieures des médicaments sont celles dont le système nerveux est déséquilibré.

L'hypnotisme peut produire momentanément cette rupture d'équilibre.

L'entraînement n'a aucune influence; l'usage répété ne sert qu'à embrouiller les effets obtenus.

La sensibilité des sujets est extrêmement variable; pour les uns, l'action toxique est immédiatement atteinte; pour le plus grand nombre, les effets sont beaucoup plus atténués et sans doute utilisables.

La durée nécessaire de l'application de la substance est en rapport inverse avec la sensibilité du sujet.

Pour les uns, l'action cesse aussitôt la substance enlevée; pour d'autres, elle se prolonge plusieurs heures et même plusieurs jours.

Le lieu d'application de la substance est indifférent.

La limite de la distance est sans doute très variable suivant les sujets et suivant les substances.

L'intensité des effets varie avec les doses.

L'action est d'autant plus intense et plus rapide que la substance est plus à découvert.

Les antagonismes physiologiques se montrent immédiatement.

Enfin, les actions spécifiques dépendent toutes des substances et jamais des sujets.

DEUXIÈME PARTIE

EXPLICATIONS

Après avoir exposé les faits observés et fixé les con·
ditions expérimentales acquises jusqu'ici, nous tenterons de chercher une explication. Nous passerons
en revue les principales théories que la science peut
admettre, sans nous attacher à aucune d'elles, ce qui
serait téméraire. Il nous paraît toutefois indispensable
de chercher une théorie que nous abandonnerions si
des faits nouveaux démontraient sa fausseté. Une
explication d'attente a son utilité pour donner une
direction aux idées et aux recherches ultérieures ; en
même temps, pour empêcher certains esprits de
rejeter tout d'abord comme impossibles les faits que
nous signalons, et d'autres de les traiter de surnatu-
rels et de merveilleux.

Nous commencerons par rapprocher l'action des médicaments à l'extérieur de la suggestion et de la métalloscopie afin de les comparer et de nous assurer si nous n'avons pas là une application nouvelle et plus étendue de l'une ou de l'autre méthode.

CHAPITRE V

SUGGESTION

Attention expectante ou autosuggestion. — Suggestion exprimée. —
Suggestion mentale.

Il y a différentes manières de comprendre la suggestion; il est des suggestions de différentes sortes.
Nous devons passer en revue les modes variés suivant
lesquels elle peut être déterminée. A un point de vue
général, nous pouvons la diviser en trois groupes :
1° l'attention expectante : 2° la suggestion exprimée;
3° la suggestion mentale.

ATTENTION EXPECTANTE. — La théorie de l'attention
expectante est celle qui consiste à croire que l'imagination du sujet est le principal, sinon l'unique fac-
teur de tous les phénomènes. Il est certain que le rôle
de l'imagination, surtout chez les hystériques, est assez

considérable. Mais mettre sur le compte de l'imagination tous les faits produits par l'action des métaux, des aimants et des autres agents thérapeutiques comme des médicaments, revient à accuser la bonne foi des observateurs. Parce qu'une pilule de mie de pain ou une émotion subite produit quelquefois les effets d'un violent purgatif, faut-il nier les propriétés cathartiques de l'huile de ricin ou du sel de magnésie? Nous n'avons pas échappé à cette objection ; une incrédulité toute naturelle du reste accueillit nos premiers résultats. Pour quelques-uns, ce n'était que supercherie familière aux hystériques que dans notre naïveté ignorante, nous ne savions ni reconnaître, ni déjouer ; pour d'autres, le sujet imaginait ce que nous attendions de lui.

Il nous faut donc prouver que nous avons pris toutes les garanties, autant contre nous-mêmes que contre le sujet, pour écarter les conséquences de ce qu'on appelle l'attention expectante. Voici d'abord en quoi consisterait cette cause d'erreur. Il pourrait arriver, et il arrive, en fait, que lorsqu'on observe un sujet endormi qui est très sensible à la suggestion, ce sujet se suggère spontanément.

Pour rendre ceci tout à fait clair, prenons les exemples de MM. Binet et Féré, à propos de transfert psychique. Supposons qu'une somnambule en voyant l'aimant qu'on place à côté de ses mains, se rappelle d'une manière plus ou moins consciente que l'aimant provoque la transposition de certains phénomènes du corps; le réveil de ce souvenir pourra suffire à déterminer un transfert, mais un transfert suggéré ou transfert sans aucun rapport direct avec l'aimant. Le sujet reste dans ces circonstances d'aussi bonne foi que l'observateur; il n'y a pas de simulation, cependant quelle méprise ne peut-on pas commettre !

Cette cause d'erreur signalée pour le transfert psychique est possible avec les actions médicamenteuses, et comme MM. Binet et Féré, nous avons dû nous en garantir. Dans la plupart des expériences que nous faisions pour la première fois, nous ne savions pas ce qui allait se passer ; par conséquent et à fortiori le sujet ne pouvait-il s'en douter.

Mais, nous a-t-on dit, l'odeur de certaines substances très volatiles peut suffire pour évoquer le souvenir des actions connues. L'alcool, dit M. Féré[1], en flacon ouvert ou incomplètement fermé, impressionne l'odorat, réveille l'idée de ses effets ordinaires ; cette idée acquiert une intensité assez grande pour provoquer une hallucination et la scène d'ivresse. Ce n'est qu'une suggestion par l'odorat. C'est également cette objection contre laquelle s'est prémuni M. Charles Richet. A cela nous répondrons : Pour l'alcool, c'est fort bien ; mais l'opium? Son odeur n'est pas si familière, et la pilocarpine, la noix vomique, la strychine, sont-elles donc odorantes? Peut-être ont-elles une odeur que nous ne pouvons sentir et que des sens d'une suscep-

---

[1] Féré, *Comptes rendus de la Société de biologie*, 1885.

tibilité exquise peuvent percevoir. Dans cette hypothèse même, nous ne savons pas trop comment la
noix vomique eût éveillé l'idée de convulsions. Mais
il y a mieux, cette hypothèse de l'hyperesthésie de
l'odorat invoquée pour les besoins de la cause est dé-
mentie par l'observation. Chez tous les hypnotiques
que nous avons expérimentés à ce point de vue,
nous avons toujours trouvé l'odorat diminué sinon
aboli ; nous en avons cité plus haut des exemples
frappants. Nous ne parlons pas de nos deux sujets les
plus remarquables, car chez eux, pendant les actions
médicamenteuses, l'insensibilité était générale et absolue ; nous faisons allusion aux hypnotiques ordinaires.

Enfin il nous suffira de rappeler que presque jamais
nous n'avons placé nos deux sujets les plus sensibles
en somnambulisme pour présenter un médicament ;
jamais nous ne les avons prévenus que nous allions
faire une expérience ; c'est le plus souvent à l'état de
veille, au milieu d'une conversation que nous glissions
un flacon par derrière. Le sujet ne se trouvait pas,
par conséquent dans l'état d'*expectant attention* ;
aussi cette théorie est absolument insuffisante et, du
reste, elle se confond par certains côtés avec la suivante.

SUGGESTION EXPRIMÉE. — On entend par suggestion,
dit M. P. Janet, l'opération par laquelle dans l'état
somnambulique, ou peut-être dans quelques états de

veille à définir, le sujet exécute une série d'actes automatiques et que sa volonté est impuissante à arrêter.

La suggestion peut être produite dans différents états.

1° La suggestion peut être faite pendant le sommeil, d'actes à accomplir pendant le sommeil : c'est la plus facile. On nous épargnera d'assimiler les faits que nous relatons à ceux de la suggestion ordinaire qui consiste à somnambuliser un sujet et à lui donner par la parole ou par le geste toutes les suggestions possibles, à le rendre ivre, par exemple, ou à lui donner n'importe quelle hallucination. Ici il y a imposition très apparente de la volonté de l'expérimentateur qui peut faire et défaire la suggestion comme il l'entend. Dans les actions médicamenteuses, non seulement nous nous gardons de communiquer notre pensée par la parole ou le geste, mais encore il nous est impossible d'arrêter l'action produite.

Les procédés qui réussissent à provoquer ou à défaire la léthargie, la catalepsie ou le somnambulisme sont impuissants à modifier l'état obtenu par l'approche du médicament. Quand on insiste, on arrive le plus souvent à déterminer des crises. Un seul moyen reste efficace, c'est la substitution d'un autre médicament et spécialement de l'antidote ; même dans ce cas, il se produit souvent certains faits qui viennent aussi à l'encontre de la suggestion : ainsi, au milieu de l'ivresse médicamenteuse, on approche un flacon de valérianate d'ammoniaque qui subitement fait cesser l'action de l'alcool et amène le sommeil comme d'ordinaire lorsqu'on présente directement cette substance; mais au bout de dix minutes, l'action du valérianate est épuisée, le réveil se fait et, à notre stupéfaction, l'action de l'alcool qui n'a été que suspendue, recommence.

2° La suggestion, pendant le sommeil, d'actes à accomplir après le réveil, est plus surprenante, d'autant plus qu'elle peut être faite pour une époque très éloignée et rigoureusement définie. Ce n'est pas notre cas. On ne nous soupçonnera pas d'avoir endormi nos sujets au préalable et de leur avoir donné l'idée de faire des actes plus ou moins compliqués devant les spectateurs réunis.

3° La suggestion faite pendant la veille est plus étonnante encore et pourtant bien réelle. C'est elle qui devrait être mise en cause, puisque avec nos sujets très sensibles, c'est à l'état de veille que nous agissions.

Voici sur ce point les objections qui nous ont été posées :

Première objection : *Vous présentez à vos sujets des substances dont ils savent par avance les effets.*

Incontestablement, ils savaient par avance, que l'alcool enivre et que l'opium endort. V... avait subi, entre les mains de M. J. Voisin, l'influence de la pilocarpine en injection hypodermique. Mais la pilocarpine avait produit le transfert, pourquoi ne l'at-elle donc pas renouvelé dans nos mains? Nous rappellerons ce fait étrange, à savoir que c'est ce sujet qui nous a fait connaître l'action saccharifiante de la salive avec la pilocarpine

Savaient-ils aussi distinguer l'alcool amylique de l'éthylique, l'essence de mirbane de l'essence d'amandes amères ? Nous prions les chimistes, les physiologistes, de vouloir bien nous dire s'ils se chargeraient de reconnaître à l'odeur et à l'aspect une eau de laurier-cerise contenant de l'acide cyanhydrique de celle qui en a été dépouillée? C'est pourtant ce que Victorine M... fait à maintes reprises sans hésitation.

Seconde objection. — *Les sujets apprenaient des expérimentateurs eux-mêmes l'effet attendu, ceux-ci ne prenant pas la précaution de garder un silence qui, dans ce cas, est indispensable.*

Tout les premiers, nous nous sommes fait la même objection et par conséquent nous avons pris les précautions requises.

D'autre part, qui donc, à notre place, eût annoncé par avance que l'hydrogène donnerait une excitation génésique? que la valériane agirait sur ces malades comme elle fait sur les chats? Comment aurions-nous annoncé l'action de paquets préparés à notre insu, de flacons dont nous ignorions le contenu?

Troisième objection. — *Il suffit que vous ayez su les effets à produire pour influencer mentalement et*

malgré vous un sujet que vous dominiez par les prati-
ques ordinaires de l'hypnotisme et de la suggestion.

Cette réflexion, qui est celle qui vient la première
à l'esprit, nous ne la considérons pas comme une
objection, dans l'ignorance où nous sommes du mode
d'action des substances à l'extérieur. Si les médicaments agissent par suggestion, c'en est au moins une
d'un ordre tout nouveau.

Toutefois, nous prions de remarquer que jamais
nous n'avons pu réussir à faire une seule suggestion,
nos sujets étant en état de veille. Ils y sont absolument
réfractaires tant qu'ils ne sont pas en somnambulisme. D'autre part, et même en somnambulisme,
jamais nous n'avons pu obtenir d'eux une action
commandée, si le commandement n'était pas nettement exprimé par la parole ou le geste.

Du reste, cette question de la suggestion mentale
va être discutée, et nous aurons l'occasion de nous
expliquer à ce sujet.

On voit peut-être un peu trop de suggestion dans
les phénomènes de l'hypnotisme. Il est certain qu'elle
joue un grand rôle, mais il ne faut pas en abuser. On
peut lui faire une large part en disant qu'elle comprend
toutes les réactions qui résultent d'une impression
directe sur les centres d'idéation, mais il existe un
grand nombre de sensations extérieures qui entraînent
directement des actes cérébraux ; sans cela il faudrait
dire que tout est suggestion. Nous recevons une
blessure, notre système nerveux réagit en accusant

de la douleur ; dira-t-on que la blessure a suggéré l'idée de douleur ? C'est trop vouloir forcer la note. On opère le transfert par suggestion, c'est-à-dire en commandant au cerveau d'amener le changement d'attitude d'un membre, mais ce qui est bien certain aussi, c'est que l'on peut produire directement une excitation sur le membre par l'aimant ou un corps quelconque, et cette excitation sera suivie d'une réaction nerveuse qui opérera le changement.

La suggestion peut faire le transfert, mais l'aimant, les métaux, la main, agissent aussi par eux-mêmes comme excitants particuliers, et le plus souvent il n'est pas possible à l'expérimentateur de diriger les phénomènes qui sont en rapport avec la nature de l'excitant et non pas soumis à sa volonté. M. Brown-Séquard disait avec raison à la Société de biologie que tous les phénomènes qui peuvent être produits par suggestion peuvent également être le résultat d'une lésion organique et réciproquement. une seule et même loi préside à ces deux ordres de faits.

Nous sommes d'accord avec MM. Binet et Féré [1], quand ils disent qu'il importe de préciser l'étendue et les limites de la suggestion. Ces auteurs définissent la suggestion : *Une opération qui produit un effet quelconque sur un sujet en passant par son intelligence.*

« Toute suggestion, disent-ils, consiste essentielle-

---

[1] Binet et Féré, *Le Magnétisme animal*. Paris, 1887.

ment à agir sur une personne par une idée; tout effet suggéré est un phénomène d'idéation.

« Dans ce caractère, on peut reconnaître en général ce qui est de la suggestion et ce qui n'en est pas, bien que la question soit souvent fort délicate. Ainsi quand on contracture le bras d'une hystérique léthargique, en percutant les tendons ou en malaxant les masses musculaires, on ne fait pas de suggestion, parce que la contracture résulte d'une action physique à laquelle l'esprit du sujet semble rester étranger. Au contraire, quand on aborde l'hypnotique et qu'on lui dit, sans le toucher : « Votre bras se fléchit, il devient « dur, vous ne pouvez plus l'étendre. » La contracture qui s'établit à la suite de ces paroles résulte d'une action psychique; l'injonction de l'expérimentateur ne produit son effet qu'en passant à travers l'intelligence de l'opéré; c'est l'idée de contracture qui, insinuée dans l'esprit de l'hypnotique, produit la contracture; voilà bien de la suggestion. Autre exemple : De même que la contracture, la paralysie motrice peut être provoquée par deux voies tout à fait différentes. Si on applique sur certains points de la voûte du crâne, chez un sujet hystérique, l'extrémité fixe d'un diapason en vibration, on amène dans le bras du sujet une excitation passagère de force motrice qui ne tarde pas à faire place à la paralysie complète et flaccide; dans ce cas, la paralysie résulte directement du mouvement vibratoire transmis par le diapason à travers l'épaisseur du crâne jusqu'au cerveau; l'intelligence du sujet n'intervient pas; l'expérience, bien que faite sur son corps, reste étrangère à son esprit; il n'y a point de suggestion. Au contraire, si on inculque au sujet l'idée que la paralysie frappe son bras, la paralysie qui s'ensuit est de nature *psychique*, car elle résulte uniquement de la conviction qu'a le sujet d'être paralysé; elle est le résultat, non d'un choc physique, d'un traumatisme, mais d'un phénomène d'idéation; on a fait de la suggestion.

« L'analyse de ce dernier exemple permet d'éviter une confusion commise par quelques auteurs; on a admis trop facilement que tout processus hypnotique qui a son siège dans le cerveau est le processus d'un phénomène de suggestion, ce qui a conduit à considérer la léthargie, la catalepsie et le somnambulisme provoqués, qui sont peut être des réflexes d'origine cérébrale, comme des produits purs et simples de la suggestion. Le fait que nous venons d'exposer dissipe cette erreur. La paralysie par vibration physique et la paralysie suggérée résultent très probablement de modifications qui se produisent dans la substance corticale du cerveau; ce sont, par conséquent, des réflexes cérébraux. Mais quelle différence dans les deux cas! La paralysie par suggestion exige le concours de l'intelligence du sujet; si la fonction d'idéation était suspendue par une cause quelconque, une paralysie de cette espèce ne pourrait plus se reproduire. »

Ainsi, d'après Binet et Féré, on pourrait diviser

l'étude de l'hypnose en deux parties, se distinguant par la mise en pratique de procédés différents : la première partie comprenant les phénomènes hypnotiques produits par les excitations physiques ou sensations ; la seconde partie comprenant les phénomènes hypnotiques produits par des *idées*, c'est-à-dire la théorie de la suggestion.

C'est dans le premier groupe que nous rangeons les phénomènes que nous avons étudiés, c'est-à-dire que pour nous. ce sont des excitations périphériques qui sont le point de départ des phénomènes et que tout se passe sans le concours de l'intelligence du sujet.

SUGGESTION MENTALE. — Nous abordons la question délicate de ce travail : il s'agit de savoir si tous les phénomènes observés doivent entrer dans le cadre de la suggestion mentale ou s'ils doivent en être séparés.

Mais d'abord qu'entend-on par ce mot de *suggestion mentale ?* Est-ce une réalité ou un trompe-l'œil? Voilà les premières questions que nous devons nous poser.

On peut dire, avec M. Ch. Richet, que *la suggestion mentale consiste dans la transmission de la pensée d'un individu à l'autre, en dehors de tout phénomène appréciable à nos sens normaux, à notre perspicacité normale, si vive qu'on la suppose, avec une corrélation telle, que le hasard ne suffit pas à l'expliquer.* En d'autres termes, une vibration s'échapperait d'un cerveau pour aller sans intermédiaire visible impressionner un autre cerveau, et cette vibration transmettrait avec elle la pensée.

On a donné beaucoup d'exemples tendant à prouver la réalité de la suggestion mentale ; on peut même dire que ce sont les faits de ce genre mal étudiés et faussement interprétés qui ont contribué au discrédit du magnétisme. La *lucidité*, la *double vue*, la *prévision* et la *divination* sont des phénomènes auxquels on attachait une importance spéciale dans l'ancien temps ; ce sont eux qui attirèrent le plus l'attention des magnétiseurs, et l'on peut dire qu'aujourd'hui encore le vulgaire ne voit pas autre chose dans le magnétisme. On a voulu trouver chez les somnambules la faculté de prévoir des actes de l'organisme plus ou moins éloignés, plus ou moins compliqués ; on a cherché à utiliser cette faculté intuitive pour le diagnostic et le traitement des maladies ; or, ce sont précisément ces faits que le magnétisme scientifique n'admet pas.

De nos jours, cette question de la suggestion mentale a été étudiée par des savants ; nous allons voir toutes les causes d'erreur et signaler les faits qui semblent plaider en sa faveur.

Dans certains cas, on peut croire à la suggestion mentale quand en réalité ce n'est qu'une *suggestion par conjecture* ; on devine, d'une façon inconsciente, par certaines particularités, l'objet présenté. De plus, il faut se défier de la *vivacité du souvenir en somnambulisme* ; c'est ainsi que certains somnambules peuvent lire les yeux fermés un livre qu'ils connaissent déjà. Il faut aussi tenir compte de la *suggestion mécanique*, comme dans le *cumberlandisme*, où il paraît prouvé depuis les recherches de MM. Gley et Richet, que ce sont des mouvements inconscients qui guident le *devin de pensée* dans la recherche de l'objet caché.

Le docteur Baréty, dit avoir réussi à produire des hallucinations et des illusions suggérées mentalement, à faire retrouver un objet caché; mais Ochorowicz ayant répété ces expériences, ne les considère pas comme le résultat d'une suggestion mentale. D'autre part, Ochorowicz[1] prétend être arrivé sur certains sujets à provoquer mentalement des mouvements et même des actes; il lui aurait suffi de concentrer sa pensée sur un ordre donné.

On connaît les essais faits par MM. Gibert et Janet dans le but de prouver non seulement la suggestion mentale en général, mais encore la suggestion mentale à une distance de quelques kilomètres et à l'insu du sujet. Les expériences du Havre ont été répétées en présense de plusieurs témoins compétents. On a réussi à endormir Mme B... à distance, en exerçant l'action mentale pendant dix minutes, mais quand on a voulu donner l'ordre à la somnambule de sortir de chez elle et de venir trouver M. Gibert dans son cabinet, l'expérience a échoué. On a également échoué quand on a voulu ordonner au sujet d'exécuter certains

---

[1] Ochorowicz, *De la suggestion mentale*. Paris, 1887.

actes, comme de prendre dans les mains un coussin placé à sa gauche sur le canapé.

Si l'on veut étudier la suggestion mentale dans l'histoire du magnétisme animal, on trouve les opinions les plus contradictoires et peu de faits sérieux.

On parle de l'appréciation de maladies par les somnambules et de la vue prétendue des organes malades. Bertrand dit qu'il est fréquent d'observer des somnambules ressentir, par suite d'un simple contact, les douleurs des malades avec lesquels on les mettait en rapport. Foissac, en 1825, adresse à l'Académie de médecine une lettre dans laquelle il annonce de la manière suivante le phénomène de la transmission de la douleur : « En posant successivement la main sur la tête, la poitrine et l'abdomen d'un inconnu, les somnambules en découvrent austitôt les maladies, les douleurs et les altérations diverses qu'elles occasionnent. » Il affirme que l'instinct des remèdes est réel. Cet auteur croit que cette faculté des somnambules ne consiste pas à voir, ni à lire dans la structure des organes les plus cachés, mais qu'elle est plutôt la faculté de ressentir les troubles d'un système nerveux déséquilibré. Il faut que ce trouble soit assez profond pour réagir sur le somnambule, comme un changement électrique, dans un corps conducteur, réagit sur un galvanomètre éloigné. (Ochorowicz.)

Tout le monde a entendu parler des consultations extraordinaires faites par des somnambules, à distance, par l'intermédiaire d'un objet appartenant au malade et surtout par des cheveux. Ochorowicz émet l'idée que c'est peut-être parce qu'ils conservent et manifestent, par leur odeur, mieux qu'un objet quelconque, l'état pathologique du malade.

On a cité des faits tendant à prouver la transmission de l'épuisement, d'une fatigue nerveuse, de douleurs ou d'autres symptômes pathologiques. Des expériences récentes dues à M. Smith paraissent démontrer la transmission de sensation de l'opérateur au sujet. La partie supérieure du bras droit de M. Smith a été pincée plusieurs fois ; environ deux minutes après, le sujet se mit à frotter la partie correspondante de son corps. La transmission des idées paraît avoir été réalisée par la Société anglaise de recherches psychologiques.

Il convient de faire remarquer que dans les expériences sur le transfert des sensations et des goûts d'une personne en état de somnambulisme, il y a plusieurs choses qui interviennent ; l'expérimentateur reçoit une impression, puis on interroge le sujet sur la sensation qu'il doit ressentir par contre-coup ; le sujet lui-même se trouve dans l'état *d'expectant attention*, il sait qu'il doit éprouver une sensation et il est dans un état particulier où il peut utiliser avec avantage les moindres indications.

On doit tenir un plus grand compte des expériences qui ont eu lieu à l'insu du sujet. M. Ch. Richet, en 1877, a pu constater sur un de ses sujets endormis par lui, le somnambulisme à distance ; c'était une jeune femme d'environ vingt-cinq ans qui, d'abord difficilement accessible au sommeil, finit, par le fait de l'éducation, par pouvoir être endormie avec une grande facilité. Quand M. Ch. Richet ne voulait pas qu'elle fût endormie, il faisait tous ses efforts pour la réveiller mentalement, et de fait elle se réveillait.

M. Héricourt, en 1878, a observé une dame qui restait parfaitement éveillée, malgré tous les procédés employés, si la volonté de l'expérimentateur n'était pas de l'endormir.

Enfin, M. Gley a rapporté à la Société de physiologie, en 1885, une observation déjà ancienue due à M. Dusart[1]. M. Dusart a observé que, quand, en faisant des passes, il se laissait distraire par la conversation des parents, il ne parvenait jamais à produire un sommeil suffisant. Il voulut savoir la part qu'il fallait faire à l'intervention de la volonté. Un jour, sans regarder la malade, sans faire un geste, il lui donne mentalement l'ordre de s'éveiller; il fut aussitôt obéi. Il s'assied alors devant le feu, le dos au lit de la malade, puis, à un moment donné, sans que personne se fût aperçu de ce qui passait en lui, il donne mentalement l'ordre du sommeil, et celui-ci se produit. Plus de cent fois, l'expérience fut faite et variée de diverses façons; l'ordre mental était donné sur un signe que faisait un assistant, et toujours l'effet se produisait. Le hasard conduisit alors M. Dusard à insti-

1 *Tribune médicale* de 1875.

tuer quelques expériences encore plus curieuses. Il
donnait chaque jour, avant de partir, l'ordre de dormir jusqu'au lendemain à une heure déterminée. Un
jour, il part oubliant cette précaution, il était à 700 mètres quand il s'en aperçut. Ne pouvant retourner sur
ses pas, il se dit que peut-être son ordre serait entendu malgré la distance, puisque à 1 ou 2 mètres un
ordre mental était exécuté. En conséquence, il for-
mula l'ordre de dormir jusqu'au lendemain huit heures, et il poursuivit son chemin. Il fut obéi ; le sujet
avait conscience de l'avoir entendu, cinq minutes
après son départ, lui dire de dormir jusqu'à huit
heures.

Il est prématuré de conclure de cette observation et
de plusieurs autres, qu'un magnétiseur, quelle que
soit la distance à laquelle il se trouve, peut diriger et
dominer la volonté du magnétisé, lui imposer le sommeil, le faire obéir ou résister à telle personne que
bon lui semble. Il convient de faire remarquer avec
M. Gley, que le docteur Dusart n'est arrivé à endormir
sa malade à distance qu'après l'avoir soumise à une
certaine éducation. C'est ainsi qu'il dit l'avoir endormie d'abord un grand nombre de fois, par ordre
mental, mais donné de très près.

Si l'on admet une action mentale, c'est-à-dire l'influence de la pensée humaine voisine de la nôtre, la
question de distance mérite d'être étudiée. Si, comme
suppose Morin, la suggestion mentale ne prouve
qu'une exaltation extraordinaire des facultés percep-

tives ordinaires, cette perception peut s'exercer à deux pas, comme à vingt pas, dans une même chambre, mais non à travers une cloison quelconque. et complètement à l'insu du sujet. Mais, d'autre part, s'il est prouvé qu'une action peut se produire à plusieurs kilomètres de distance, c'est que la transmission est indépendante de toute perception normale; le phénomène prend alors un caractère particulier d'une transmission *sui generis,* analogue aux transmissions téléphoniques et indépendante d'une perception sensorielle directe.

Il paraîtrait que Mesmer connaissait très bien la suggestion mentale à distance. Il aurait provoqué des convulsions chez certains sujets en se tenant caché dans une chambre voisine et en promenant seulement son doigt dans la direction du malade.

Les expériences à distance ont été assez fréquentes en France, vers 1784. Plusieurs fois on a fait l'expérience suivante : Une personne très susceptible a été laissée avec d'autres personnes prévenues, qui cherchaient à la distraire; pendant ce temps, on la magnétisait à son insu, de la chambre voisine, et l'effet était aussi prompt et presque aussi sensible que si l'on eût été auprès d'elle.

Mais il y a encore des traces plus anciennes. On a essayé, avec succès, l'action à distance sur les possédées de Loudun. Il est arrivé plusieurs fois que les exorcistes (des magnétiseurs inconscients) ont appelé secrètement la même religieuse (Élisabeth Bastard) quelquefois mentalement et de seule pensée; cette fille se sentait attirée aux lieux où on l'appelait et obéissait ordinairement.

Van Helmont croit que tout homme est capable d'influencer ses sensables à distance, mais que généralement cette force est endormie en nous. Pour s'exercer, elle a besoin d'une certaine concordance entre l'opérateur et le patient. Ce dernier doit être *sensible* et *exercé dans sa sensibilité*.

On rencontre parfois, dit du Potet, des sujets d'une telle mobilité que l'on peut agir sur eux à travers des cloisons, des murailles. au moment où il est impossible de leur supposer la connaissance de votre intention; ils sentent votre approche, s'aperçoivent de votre éloignement. s'endorment pour se réveiller et se rendormir ensuite à votre volonté.

Le sommeil à distance. d'après Lafontaine, ne se produit que sur des personnes qui ont été magnétisées souvent. Lafontaine n'admet pas l'action directe ou une transmission de la volonté, mais seulement celle du fluide émis au dehors, sous l'empire de la volonté.

M. Ch. Richet a pu endormir à distance une malade et la faire venir dans la direction où il se trouvait, rien que par un acte de sa volonté.

M. Héricourt, au bout de quelque temps, a pu exercer son action sur sa malade, non seulement d'une extrémité à l'autre d'une chambre, mais encore d'une pièce à une autre, d'une maison à une autre maison située dans une rue plus ou moins éloignée.

Enfin., MM. Gibert et Janet, au Havre, ont réussi à provoquer le sommeil à distance. L'ordre de dormir fut donné mentalement à une distance de 400 ou 500 mètres du pavillon où se trouvait le sujet. Sur *vingt-deux expériences*, il y eut *six échecs*, trois au début quand l'habitude somnambulique n'était pas assez forte, un plus tard, également après une interruption de quelques jours dans les séances, et deux quand le sujet a résisté plus d'une demi-heure avant de s'endormir. En somme *seize succès* « précis et complets ».

Nous venons de résumer aussi brièvement que possible tous les faits qui tendent à prouver la suggestion mentale, immédiate ou à distance. Nous nous contenterons de signaler succintement les théories imaginées.

Morin pense que tout dépend de la manière dont les somnambules voient les objets matériels. Le lucide n'a que des moyens analogues aux nôtres, mais beaucoup plus étendus.

Pour Bertrand, c'est le sujet qui s'influence lui-même par l'imagination ; *mais l'imagination du sujet peut être influencée par une pensée étrangère, même sans aucun signe extérieur.* Il pense que les somnambules peuvent avoir connaissance de la volonté ou des pensées des personnes avec lesquelles ils sont en rapport, et que cette connaissance peut les déterminer à agir, et produire sur eux les mêmes effets que si on leur avait parlé. Dans cette théorie, c'est une sorte d'*induction* dans le sens électrique du mot; une pensée induirait une pensée analogue, comme un courant électrique induit un courant électrique analogue.

Les spirites expliquent facilement la transmission de pensée. L'esprit n'ayant pas de limite comme le corps peut pénétrer un autre esprit et en connaître la pensée.

Le fluide animal a été invoqué et, d'après Deleuze, ce serait le fluide magnétique qui transmettrait les vibrations psychiques, comme les vibrations sonores sont transmises par l'air.

Ces simples citations suffisent pour montrer l'inanité des théories. Quant à la suggestion mentale à distance, elle est bien autrement difficile à expliquer et nous ne nous attarderons pas à relater les hypothèses qui ont été hasardées.

Les actions médicamenteuses à distance que nous avons étudiées ont déjà été groupées dans le cadre de la suggestion mentale. comme si tout était expliqué par ce mot.

M. Claude Perronnet ne doute pas de la réalité de la suggestion mentale, il en voit partout, et il explique tout par elle. D'après cet auteur, le magnétisé reproduit en actes et en paroles tous les mouvements du magnétiseur. Dans un de ses ouvrages[1], il prétend

----

[1] Claude Perronnet. *La Suggestion mentale (Science et nature*, 1884, t. II. p. 337). — *Du magnétisme animal.* Lons-le-Saulnier, 1881.

qu'il peut, à sa volonté, transformer de l'eau en vin. Il lui suffit de penser, en présentant de l'eau, que c'est du champagne, pour que le sujet éprouve la sensation de ce dernier liquide.

« Pour opérer ces transformations psychiques, il n'est pas nécessaire de dire : C'est de l'arsenic, c'est du champagne ; il suffit de vouloir que le magnétisé pense faux dans tel ou tel sens ; dès que la volonté de transformer l'eau en vin est formulée tacitement dans les plus intimes replis de mon être psychique, la transformation s'opère pour le magnétisé, *sans qu'il soit pour cela besoin de prononcer une seule parole ou de faire un seul geste.*

« L'idée fausse étant suggérée, la machine vitale du magnétisé se met en harmonie avec celle-ci ; elle exprime la joie, l'ivresse, l'horreur, suivant que je veux transformer l'eau en vin, en liqueur ou en substances toxiques.

« J'ajouterai même qu'il est dangereux de suggérer à un magnétisé l'idée qu'il absorbe un principe nuisible, surtout si le magnétiseur en connaît parfaitement l'action physiologique, car il m'a été démontré par des faits, que dans ces cas tous les effets rattachés physiquement et à priori par le magnétiseur à telle ou telle substance, se produisent instantanément chez le magnétisé.

« Un jour, je transforme un verre d'eau en solution de morphine très concentrée ; bien entendu que je n'opère cette transformation que psychiquement. Mon sujet avale le verre après avoir chanté : « Salut à mon dernier matin !... » de Faust : sa physionomie, transfigurée aussi par le drame terrible qui faisait mouvoir inconsciemment toutes les cordes vitales de son être, s'illumina d'un éclat particulier. Le couplet fini, le sujet absorba d'un seul coup mon verre d'eau, transformé psychiquement, par moi, en solution de morphine ; je fus stupéfait et, je l'avoue, épouvanté quand tous les effets attribués par moi à l'empoisonnement aigu par la morphine se déroulèrent sous mes yeux ; le sujet, qui dans l'état conscient est parfaitement ignorant des questions toxicologiques, jouait à s'y méprendre l'empoisonnement par la morphine.

« Je remplis son verre d'une eau que psychiquement je transformai en solution d'atropine, antidote de la morphine. Je lui fis boire cette eau, et j'obtins peu à peu le retour à l'état naturel.

« L'appareil du verre et de l'eau est même inutile pour obtenir ces effets.

« Des sujets à qui j'avais suggéré la pensée fausse qu'ils absorbaient de la coloquinte, de la gomme-gutte, de l'aloès, du sirop de nerprun, du sel de Glauber, de l'eau-de-vie allemande, etc., furent purgés comme s'ils avaient absorbé réellement ces substances. Des faits analogues de suggestion dans le domaine purement physiologique ont été cités récemment à l'Académie de médecine par M. le Dr Dumontpallier : c'est la lecture de cette communication qui m'a fourni l'idée de mes expériences sur la même question. »

Nous aurions beaucoup à dire sur ces faits; nous nous contenterons de faire remarquer que, s'ils étaient absolument vrais, la suggestion mentale ne serait pas si difficile à établir. M. Cl. Perronnet peut produire des effets par la suggestion, sans médicaments, sans métaux; voilà ce qui résulte de sa description. Est-ce une raison pour que les médicaments et les métaux ne puissent produire d'action sans l'intervention de la volonté de l'opérateur? Voilà ce qu'il faut éclaircir. L'auteur croit réfuter toutes les expériences de transfert de M. Féré parce qu'il a pu les reproduire sans métal, mais sa réfutation n'est pas très sérieuse, comme on peut s'en rendre compte par le passage suivant.

« Les faits rapportés par M. Féré[1] sont absolument exacts. L'explication qu'il en donne ne me paraît pas adéquate à la vérité. En effet[2], j'ai exposé des faits analogues de *transfert*, obtenus sans aimant; j'ai constaté que la *force psychique* du magnétiseur suffisait pour produire, par la voie de la suggestion, chez les magnétisés, des phénomènes attribués théoriquement à d'autres forces.

« M. Féré a obtenu des *transferts* au moyen de l'aimant, parce que *psychiquement, théoriquement*, il croyait à l'efficacité de ce moyen matériel et que l'application de l'aimant correspondait pour le psy-

---

[1] Féré, Communication faite à la Société de biologie (séance du 5 juillet 1884).

[2] Cl. Perronnet, *La Liberté du Jura*, numéro 53 (3 mai 1884).

chisme de ses hypnotiques à une volonté exactement formulée dans le psychisme de M. Féré.

« M. Féré aurait cru *théoriquement* qu'une bûche de paille pût produire des phénomènes de transfert, qu'il aurait réussi aussi bien avec la bûche de paille qu'avec son aimant. Je répéterai donc ici ce que j'ai déjà écrit : La catalepsie est ce que l'opérateur la fait, suivant ses volontés, ses croyances et ses théories scientifiques ou métaphysiques.

« Tout se ramène, en un mot, à la suggestion mentale. »

Dans un ouvrage plus récent[1], M. Claude Perronnet, ramène tous les phénomènes de l'hypnotisme à la force psychique ou suggestion mentale.

« L'aimant ne possède pas une propriété particulière pour transférer les états d'un membre à un autre, il agit quand l'opérateur croit en l'efficacité de ce moyen et prend sa foi pour direction de sa volonté. »

Ainsi, M. Féré s'est trompé en opérant des transferts avec l'aimant, puisque M. Claude Perronnet a pu produire des transferts par la simple concentration de sa force psychique. Tous les expérimentateurs ont fait de la suggestion mentale à leur insu.

L'auteur prend ensuite à partie M. Berjon et nie l'action réelle des médicaments à distance, sans la participation de la *suggestion mentale*. On nous permettra de reproduire ce paragraphe :

---

[1] Claude Perronnet, *Force psychique et Suggestion mentale*. Paris, 1886.

« Je me suis convaincu par vingt-trois faits que les effets thérapeutiques attribués à la métallothérapie de Burq reviennent. tout au moins pour le traitement des états nerveux, à l'imagination et à la suggestion mentale. Sur vingt-trois hystériques je fis l'expérience suivante : je les hypnotisai, et je leur demandai quel métal opérait sur elles une action salutaire ; dix-huit d'entre elles me répondirent que c'était l'or ; le cuivre et le fer furent choisis par les autres, plus modestes sans doute dans leurs goûts. Je donnai à chacune d'elles des cachets Limousin *ne contenant aucun métal ou contenant un métal autre que le métal choisi;* toutes furent guéries de leur état nerveux. Peut-on attribuer ce résultat au métal employé ? Non, puisque le plus souvent je leur donnai des cachets Limousin vides. Il faut donc admettre l'influence exclusive de la suggestion mentale dans ces cures.

« La plupart de mes coexpérimentateurs et en particuler M. A. Beaussier, m'ont poussé depuis l'année 1882 à essayer l'*action des médicaments à distance.* Je choisis des sujets très sensibles et je remarquai surtout sur Mme H... des effets très remarquables. J'approchai une des substances suivantes à 30 centimètres de son épigastre (séné, jalap, scammonée, sulfate de soude, un flacon d'eau de Birmenstorff, de Rubinat, de Pulna ou d'Hunyadi janos, etc.), et j'obtins peu de temps après l'état hypnotique, un effet purgatif très accentué. Mais un jour croyant approcher de l'épigastre du sujet un paquet de follicules de séné, j'approchai par erreur un paquet où se trouvaient des feuilles d'*Eucalyptus globulus*, substance qui ne produit après son ingestion aucun effet purgatif ; la purgation fut obtenue malgré l'erreur ; donc ma pensée était seule active dans la production de ce résultat.

« J'en conclus que la suggestion mentale, sans l'addition d'aucun moyen matériel, pouvait, chez des sujets très sensibles, obtenir des purgations, et ce que j'avais prévu fut confirmé par mes expériences ultérieures où il me suffisait de penser fortement à une substance quelconque pour obtenir tous les effets de cette substance. Je n'ai pas besoin de dire : Voici du rhum, du curaçao, de l'encre, etc. ; il me suffisait de *le penser*. Le sujet change de physionomie suivant l'objet pensé par moi, et décrit des impressions qui sont en rapport avec cet objet. Quand il s'agit de substances médicamenteuses dont les effets sont très rapidement réalisables, ceux-ci ont été obtenus suivant l'idée théorique que je me faisais à priori de leur évolution.

« L'action médicamenteuse à distance se résout donc dans un phénomène de suggestion mentale. »

M. Diday[1] fait remarquer que Gromier obtint, sans matière, des effets médicaux par la seule action de sa volonté, par son influence intellectuelle, et il en profite pour dire que, à l'exemple de Gromier, nous avons fait de la suggestion sans le savoir.

---

[1] Diday, *Lyon médical* (1885), et reproduit par la *Gazette hebdomadaire des sciences médicales de Bordeaux* (octobre 1885).

C'est encore la même objection que nous fait M. Jules Voisin dans une communication à la Société médico-psychologique[1]. Mais son argumentation prend une importance toute particulière de ce fait qu'il a expérimenté sur le même sujet que nous, sur V..., de retour à Paris, dont les réactions si sensibles nous ont révélé ces phénomènes. M. Jules Voisin a fait coucher V... sur un flacon d'alcool ; il a approché de lui de l'ipéca, de la pilocarpine, des cantharides, et n'a rien obtenu. Au premier abord, cette contre-épreuve paraît décisive. M. Jules Voisin a pris toutes les précautions requises contre l'influence de la suggestion, et son expérience est restée négative; au contraire, par la suggestion franchement faite, il a produit tous les effets qu'il a voulus; donc, nous n'avons pas su nous garder de l'erreur qu'a jetée dans nos conclusions la suggestion faite à notre insu. Tel est le raisonnement de M. Jules Voisin qui conclut : « Pour moi, les flacons n'ont agi que par suggestion, et je crois l'avoir démontré. » Nous devons donc examiner en détail les expériences de notre distingué contradicteur. Il est de principe en science expérimentale que, dans une expérience, des résultats identiques sont la conséquence nécessaire de conditions identiques. Nos résultats étant contradictoires, cherchons les conditions qui ont été différentes.

---

[1] Jules Voisin, *Annales médico-psychologiques*, 1887, 7e série, t. V, p. 134.

Comme nous, l'expérimentateur de la Salpêtrière avait été frappé de « la sensibilité extraordinaire du malade ». Pour éviter toute erreur, dit-il, « le plus grand silence régnait pendant tout le temps des expériences »; et nous : « Un silence absolu devait être observé [1]. »

Les flacons de M. Jules Voisin étaient de couleurs sombres, sans étiquettes, et les médicaments contenus n'étaient pas connus de l'expérimentateur. Pour nous, « le flacon est recouvert de papier pour que le malade et même l'expérimentateur ne puissent deviner la substance contenue [2]. » — « Un de nos collègues de l'École prépara deux paquets qui furent présentés sans que nous sachions ce qu'ils renfermaient [3]. »

Jusqu'ici tout est identique de part et d'autre, et nous sommes heureux qu'ayant précédé M. Jules Voisin dans cette voie, nous ayons pris exactement les mêmes précautions, les mêmes soins qu'un expérimentateur si habile et si autorisé. Les différences ne viennent donc pas des conditions extérieures au sujet en expérience; cherchons si elles n'existent pas dans l'état du sujet lui-même.

Quand nous approchions nos médicaments, nous laissions toujours V... à l'état de veille; M. Jules

---

[1] *Le Temps*, 22 août 1885,

[2] Berjon, Thèse, 1886, p. 64.

[3] *Action à distance des substances toxiques et médicamenteuses (Société de psychologie physiologique*, 28 décembre 1885).

Voisin le place d'abord en léthargie ou en somnambulisme. De ce changement d'état peut déjà résulter une modification complète de l'impressionnabilité ; d'autre part, la suggestion si facile chez lui en somnambulisme a toujours été impossible à l'état de veille. Donc c'est M. Jules Voisin qui pouvait faire de la suggestion, et nous, nous ne le pouvions pas.

Mais voici une autre différence bien plus importante encore :

M. Jules Voisin a expérimenté sur V... alors qu'il avait seulement une « anesthésie droite » : nous, nous expérimentions alors qu'il était en hémiplégie droite avec perte de toute espèce de sensibilité, état constaté accidentellement par M. Voisin, le 27 septembre dernier[1].

Or, chaque fois que V... s'est trouvé sous nos yeux avec une autre distribution du mouvement et de la sensibilité, toutes ses réactions pour l'aimant, les métaux, les médicaments, se trouvaient modifiées. Ainsi quand l'hémiplégie droite s'acccompagnait de contracture, le malade supportait sans douleur le contact de l'or ; quand par un moyen quelconque, l'hémiplégie se transférait à gauche, il ne subissait aucune influence de l'aimant[2]. A la fin de son séjour à Rochefort, et à la Rochelle, V... changeait lentement d'état ; la paralysie du mouvement diminuait pro-

---

[1] *Archives médico-psychologiques*, V, p. 144.
[2] Berjon, Thèse, p. 18 et 24.

gressivement ; il arrivait à l'état où l'a trouvé M.Voisin, caractérisé par l'anesthésie seule à droite ; et son impressionnabilité aux médicaments diminuait parallèlement. Nous le constations et écrivions à cette époque : « Nos sujets peu à peu deviennent moins sensibles par une transformation lente mais continue [1]. »

Nous avons donc expérimenté, M. Jules Voisin et nous, dans des conditions toutes différentes de notre sujet commun ; qu'y a-t-il de surprenant que nos résultats aient été différents ?

Quant aux suggestions qui ont toujours réussi à M. Voisin, nous les avions toutes faites ; nous l'avons fait vomir, uriner, saigner ; nous l'avons purgé au commandement. Nous avons été surpris que M. Féré ait pu l'apprendre de la bouche de M. Jules Voisin et dire à la Société médico-psychologique : « Les observations de M. Jules Voisin montrent clairement que chez le nommé V... on peut provoquer un grand nombre de phénomènes physiologiques par suggestion ; ce fait, qui avait été méconnu, est incontestable [2]. » La thèse de M. Berjon (p. 33 et suivantes) contient plusieurs pages du récit des suggestions que nous avons faites à V... ; ce fait était donc loin d'être méconnu. Seulement les suggestions ne réus-

[1] Communication à la Société de psychologie physiologique, décembre 1885.

[2] Berjon, Thèse (p. 35 et suivantes).

sissent qu'en somnambulisme, et la présentation des médicaments se faisait à l'état de veille.

En résumé, M. Voisin, comme nous, a produit sur V... par suggestion les phénomènes physiologiques les plus variés. Les résultats négatifs de ses expériences sur les médicaments ne démontrent autre chose que ce que nous avions prévu auparavant : un changement dans l'état de V... modifie, annule même l'impressionabilité spéciale qu'il présente aux médicaments à distance et à l'aimant, quand il est hémiplégique à droite. Mais rien jusqu'ici n'a démontré que les flacons, comme dit M. Jules Voisin, n'aient agi que par suggestion. Pour avoir expérimenté sur le même malade que nous, M. Voisin ne nous fait pas des objections qui aient plus de valeur que celles de MM. Claude Perronnet ou Diday, car toute son argumentation tombe devant ce fait qu'il ne s'est pas placé dans les mêmes conditions que nous. Avec M. Féré. nous dirons donc : « De ce que la suggestion peut produire des effets attribués par quelques observateurs à l'action des médicaments à distance, il n'en découle pas nécessairement que cette action soit nulle[1]. »

Après ces paroles d'une logique inattaquable, nous sommes étonnés que M. Féré ait écrit ailleurs :

« Le gonflement de la thyroïde obtenu par M. Luys ne prouve pas les propriétés congestives à distance de la substance qu'il a approchée de sa malade[2]. » Nous

---

[1] *Société médico-psychologique*, séance du 26 octobre 1886.
[2] Ch. Féré, *Sensation et Mouvement*, p. 19. Paris, 1887.

comprendrions l'objection si une substance quelconque, eau, alcool ou flacon vide, produisait ce gonflement; mais c'est l'essence de thym *seule*. Il faut donc bien admettre une action spécifique de cette substance.

Et d'autre part, s'il suffisait de fixer l'attention du sujet, encore faudrait-il l'attirer sur l'organe qui doit réagir. Quand il veut purger, M. Cl. Perronnet approche la substance de l'estomac, de l'abdomen, et c'est ainsi qu'il peut faire entrer en jeu l'*expectant attention;* nous, nous plaçons le médicament dans la main, derrière le cou, sur la tête, n'importe où ; comment l'attention du sujet se concentrerait-elle sur l'estomac ou l'intestin ?

Voilà déjà bien des raisons pour nous justifier de cette perpétuelle objection de faire de la suggestion sans le savoir. On nous excusera d'insister encore.

Comment le premier observateur à sa première expérience aurait-il pu penser aux phénomènes aussi complexes qu'imprévus qui allaient se dérouler ? Nous avons produit des effets impossibles à prévoir, inconnus. Nous voulions calmer par la valériane, nous avons eu une violente excitation. Nous considérions l'éther comme un antispasmodique, il s'est révélé comme un agent excitant. Nous ignorions la substance présentée et son action se déroulait quand même, non pas une action banale, contracture, paralysie, etc., mais son action spécifique. Nous croyions présenter une substance, et nous obtenions un effet contraire ; vérification faite, on s'était trompé de flacon. Le lieu d'application a toujours été sans importance ; un vomitif agit sur la tête comme à l'épigastre, un sternutatoire, dans la main comme près du visage.

D'autre part, dans des expériences contradictoires, nous avons essayé de faire de la suggestion, à l'état de veille. Nous montrons de loin à V... M... de la cantharide et nous lui décrivons son action. M. Mabille approche de V... un flacon d'eau pure en lui disant que c'est de la pilocarpine. Dans l'une et l'autre expérience, aucun effet ne se produit.

Quand nos sujets sont sous l'action d'un médicament, ils sont insensibles et inconscients, bien loin de pouvoir entrer en relation avec l'expérimentateur et subir son influence comme dans le somnambulisme. Il suffit de rappeler l'expérience faite à Toulon sur cet homme qui, passé du somnambulisme dans le sommeil du chloral, n'entend plus son hypnotiseur, ne perçoit plus aucune sensation jusqu'à ce que, l'action médicamenteuse achevée, il revienne à son état de somnambulisme. Dans de pareilles conditions, comment admettre la suggestion, même mentale, même inconsciente ?

Dans tous les faits cités de suggestion mentale, le sujet est préparé par les expériences précédentes. Il est *entraîné*, comme on dit d'ordinaire. La condition principale, c'est que l'opérateur concentre toute sa pensée sur l'effet à obtenir. Dans nos expériences, rien de tout cela ! Le sujet n'est pas préparé, puisque les premiers essais ont été les plus décisifs, les plus nets. Pas de concentration de la pensée de l'opérateur qui ignore souvent le contenu du flacon [1]! Notre sujet principal n'a jamais pu subir une suggestion mentale pas plus en somnambulisme qu'en état de veille. M. Voisin l'a constaté comme nous [2].

C'en est assez sur ce point, et nous pensons avoir prévu toutes les objections. Si décidément on veut voir là de la suggestion, ç'en est au moins une d'un genre tout nouveau : une suggestion sans parole, sans geste, *sans pensée* même, condition qui peut être considérée comme la négation même de la suggestion.

---

[1] Plus d'une fois, nous faisions présenter le flaçon par le premier venu des assistants, qui ignorait ce qui allait arriver.

[2] *Archives médico-psychologiques*, V, p. 138.

CHAPITRE VI

MÉTALLOSCOPIE

Origines de la métalloscopie. — Action analogue des corps non métalliques et des irritants de la peau. — Tentatives d'explication. — Nos expériences de métalloscopie nous conduisent à trouver les actions à distance des substances organiques et inorganiques.

Nous allons maintenant comparer les phénomènes que nous venons de relater avec ceux de la métalloscopie. Cette comparaison nous permettra de faire ressortir les analogies frappantes qui existent entre les deux méthodes ou pour mieux dire, de montrer que ce sont des applications différentes d'une même méthode.

Nos expériences sont nées de celles de Burq, et il nous est particulièrement agréable de rendre hommage à l'auteur de la métalloscopie. Cette revue rétrospective nous permettra de rappeler les objections qui ont accueilli la nouvelle méthode à son début et les explications qui ont été tentées. Ce sont à peu de chose près les mêmes qui nous sont faites, et nous serons trop heureux de pouvoir constater que les différentes théories qui ont été édifiées se rapprochent sensiblement de celle que nous avons adoptée. Mais il convient de faire remarquer tout d'abord que les faits que nous avons observés infirment absolument certaines explications qui avaient été hasardées.

ORIGINES DE LA MÉTALLOSCOPIE; LES FAITS ET LES INTERPRÉTATIONS. — On nous permettra de rappeler les origines de la métalloscopie et les déductions théoriques qu'elle a fait naître. Nous empruntons au livre du Dr Petit le résumé de cette question [1].

On sait qu'Aristote, Galien, Paul d'Égine, Aétius, Alexandre de Tralles, Paracelse, etc., attribuaient aux métaux des propriétés particulières dans le traitement des affections les plus diverses.

Au siècle dernier, où la question du magnétisme animal était à l'ordre du jour, on fit de nombreux essais sur l'emploi de l'aimant dans le traitement d'une foule de maladies.

Dès 1754, Lenoble avait fait construire des aimants artificiels perfectionnés, et de façon à pouvoir s'appliquer au traitement de maladies nombreuses. Vers 1774, le père Hell se guérit par ce moyen d'un rhumatisme aigu. Mesmer répéta les expériences de Hell.

[1] Petit, *La Métallothérapie, ses origines, son histoire et les procédés thérapeutiques qui en dérivent.* Paris, 1881.

En 1820, Despine fit usage de plaques de métal d'une manière plus méthodique. Cet auteur avait trouvé les principaux phénomènes de la métallothérapie. Chez des hystériques il avait fait cesser et ramené les spasmes, la sensibilité, la motilité, fait disparaître des névralgies; il s'était aperçu de la singulière appétence que ces malades montraient pour l'or, et surtout pour l'or le plus pur, et de l'influence manifestement différente qu'avaient sur eux le zinc, le cuivre jaune et le fer aimanté.

Despine a également vu le *transfert, l'hémianesthésie;* il a compris que les phénomènes qu'il produisait étaient de nature électrique, car, dit-il, l'électricité en aigrettes, en étincelles et en commotions, produit le même effet que l'or.

C'est surtout à Burq que revient l'honneur d'avoir le premier, étudié la métalloscopie de telle manière qu'elle est devenue une véritable méthode thérapeutique. Ses premiers essais remontent à 1849. En 1851, Burq[1] avait constaté à la suite de l'application des métaux chez les anesthésiques, les phénomènes suivants : fourmillement, chaleur, sueurs, rougeur, c'est-à-dire retour de la circulation et retour de la sensibilité.

« Traitée longtemps, dit Petit; avec le dédain qu'on accorde en général dans notre pays aux inno-

---

[1] Burq, *Note pour servir à l'histoire des effets physiologiques et thérapeutiques des armatures métalliques et de certains métaux, sur les paralysies du sentiment ou anesthésies.* Thèse de Paris, 1851.

vations, quand elles ne viennent pas de haut ou qu'elles n'ont pas une utilité pratique immédiate, la métallothérapie a été enfin expérimentée, étudiée, de la manière la plus scientifique, sous les yeux d'hommes éminemment éclairés et compétents ; elle a été discutée devant les sociétés savantes, et les résultats remarquables qu'elle a déjà fournis dans la pratique médicale contribueront puissamment à faire entrer la thérapeutique des affections nerveuses dans une voie nouvelle. »

Les faits annoncés par Burq peuvent se résumer en trois propositions :

« L'application de plaques métalliques sur une partie limitée de la surface du corps est capable de faire cesser les paralysies de la sensibilité et de la motilité produites par l'hystérie.

« Le même métal ne convient pas à tous les sujets indistinctement ; mais l'idiosyncrasie particulière à chaque individu exige l'emploi d'un métal spécial, variable par conséquent, mais sans règles déterminées.

« L'emploi à l'intérieur, du métal sous forme d'eaux minérales ou de préparations pharmaceutiques, produit les mêmes effets thérapeutiques que par son application à la surface de la peau. »

C'est ce que MM. Charcot, Luys et Dumontpallier, membres de la commission de la Société de biologie auxquels furent adjoints dans la suite MM. Landolt, Gellé et Regnard, furent chargés de vérifier.

Au cours de leurs expériences, les membres de la commission de métallothérapie ont découvert le phénomène du transfert et celui des oscillations consécutives.

Dès que le phénomène du transfert fut constaté, on tenta de l'expliquer.

M. Debove[1] a proposé l'explication suivante : il admet, sur le trajet des fibres conductrices de la sensibilité, la production d'un phénomène analogue à celui que les physiciens, dans l'étude de la lumière, ont désigné sous le nom d'interférence. Quand il y a transfert, l'impression est perçue par l'hémisphère opposé à celui qui doit le recevoir normalement; quand il ne se produit pas, l'impression est perçue d'une manière normale. Il rappelle à ce sujet que chez les hystériques qui ont une double hémianesthésie, on n'a jamais réussi à restaurer la sensibilité par les agents esthésiogènes.

D'autre part, l'application des métaux sur des malades atteints d'hémianesthésie par suite de lésions organiques anciennes des centres nerveux (hémiplégie d'origine cérébrale, chorée post-hémiplégique), amène également le retour de la sensibilité, mais d'une manière plus durable. Ainsi des anesthésies par lésions cérébrales, datant de dix ans, ont cédé à l'or.

En présence de ces faits, M. Charcot émit l'idée que les phénomènes déterminés par l'application des

---

1 Debove, *Union médicale*, novembre 1879.

métaux étaient peut-être le résultat d'actions électriques produites par le contact d'un métal avec la surface cutanée. L'intervention de l'électricité dans la
production de ces phénomènes, soupçonnée déjà par
plusieurs médecins, avait été attribuée par M. Onimus
à l'action de courants électro-capillaires, et par Rabuteau à une simple action chimique due à l'alliage de
l'or avec un autre métal et produite par l'humidité
normale de la peau. Mais M. Charcot ayant obtenu
la reproduction de la sensibilité générale et spéciale
avec de l'or aussi chimiquement pur que possible,
l'hypothèse de Rabuteau fut anéantie.

Nous allons voir du reste que cette explication ne
peut s'accorder avec les phénomènes à distance que
nous avons constatés.

D'après Regnard, le retour de la sensibilité dépen-
drait de la production de courants galvaniques par
l'application des métaux. Thomson a montré que des
corps non conducteurs, tels que le verre, la cire, la
laque, peuvent donner lieu à des courants électriques.

Une malade de Schiffers [1], hystérique avec hémianesthésie gauche, présentait cette particularité que la
simple compression ou l'application d'un sinapisme
déterminait le retour de la sensibilité du côté anesthésié avec transfert.

Marigliano et Sepelli ont trouvé que ces agents agissent tous par l'intermédiaire de courants électriques,

---

[1] Schiffers, *Annales de la Société médico-chirurgicale de Liége*, avril 1879.

qui à leur tour agissent soit sur les fibres vaso-motrices, soit plus spécialement sur les fibres sensitives. Ces auteurs ont cru remarquer que le pôle positif de l'aimant avait une action plus grande que l'autre.

Le Dr Hugues Bennett a répété les expériences et a trouvé des résultats un peu différents de ceux de M. Charcot. Il a constaté le retour de la sensibilité sous l'influence de l'application des métaux, mais il n'admet pas que chaque individu soit influencé par un métal particulier, unique, à l'exclusion des autres; il a vu des disques de bois agir comme des plaques métalliques. M. Bennett se demande si les modifications favorables observées sont dues à quelque propriété spéciale, électrique ou autre, provenant d'un métal particulier, ou résultant de l'influence que son application exerce sur l'esprit qui, à son tour, réagit sur le corps. Il penche pour cette dernière manière de voir.

Le Dr Beard, de New-York, a eu la prétention de poser les principes qui doivent gouverner notre raison lorsqu'il s'agit d'apprécier les faits dans lesquels la vie involontaire ou subconsciente joue un certain rôle. Il estime que les résultats de M. Charcot sont des phénomènes qu'on ne peut, en aucune façon, rapporter à une action électrique, ni même à une irritation cutanée. Il nie l'utilité de tout agent physique parce qu'il a obtenu des résultats par l'emploi de la thérapeutique mentale, sans faire usage d'un traitement objectif.

M. Aigre [1] a fait bonne justice de toutes ces critiques anglaises et américaines : « On ne comprend pas, dit-il, comment les hystériques, malgré toute l'attention dont on peut les supposer douées, aient pu deviner ce que c'était que le phénomène du transfert avant même que les observations l'aient découvert, et trouver la loi de M. Landolt sur l'achromatopsie de façon à l'appliquer exactement chaque fois qu'on l'expérimentait sur chacune d'elles. Et ce phénomène si intéressant de la disparition de certaines couleurs dans un œil, au moment où elles apparaissent dans l'autre, comment l'auraient-elles trouvé ? »

Hack Tuke cependant a accepté les faits après les avoir contrôlés. Un jour, voyant une anesthésie disparaître à la suite de l'application d'une plaque de métal, il y substitua un carton de mêmes dimensions, en employant les mêmes manœuvres, afin d'agir de la même manière sur l'attention expectante, mais le résultat fut absolument négatif. Il conclut qu'il serait prématuré de soutenir, sans plus ample informé, que l'influence des applications métalliques ne doit être attribuée qu'à l'*expectant attention.*

On sait que les expériences de Bennett, Westphall, et Dujardin-Beaumetz ont démontré que le bois possède des propriétés esthésiogènes. Tous les bois n'ont pas la même action. C'est l'écorce de quinquina jaune qui

---

[1] Aigre, *Étude clinique sur la métalloscopie et la métallothérapie externe dans l'anesthésie* (thèse de Paris, 1879).

jouit des propriétés esthésiogènes les plus énergiques, et qui paraissent même supérieures à celles des métaux. Puis viennent le thuya, le bois de rose, l'acajou, le noyer, l'érable, le pommier, qui jouissent de propriétés esthésiogènes manifestes. Le palissandre, le frêne, le peuplier, le sycomore ne jouissent d'aucune propriété esthésiogène, quelle que soit la durée de leur application. M. Dujardin-Beaumetz ne sait pas comment interpréter ces faits[1], mais il repousse complètement l'opinion des médecins anglais qui font jouer à l'*expectant attention* le rôle dominant dans tous les phénomènes de métalloscopie.

Au reste, des expériences de Schiff prouvent clairement que l'action des métaux ne peut s'exercer par un simple jeu de l'imagination des malades. Cet expérimentateur a observé chez les animaux des faits analogues à ceux qui ont été constatés chez l'homme.

Déjà Maggiorani avait fait des observations semblables relatées dans un Mémoire publié à Milan en 1869. Il avait obtenu des effets marqués, par l'application des aimants sur les chats.

Schiff, cherchant à se rendre compte de la nature de l'action des métaux en contact avec la surface cutanée, rejette l'idée de l'existence d'un courant

---

[1] Nous pouvons supposer que c'est quelqu'une des substances contenues dans le bois, alcaloïdes, tanin, etc., qui peut agir, alors que d'autres bois ne renferment pas de substances actives.

électrique. Il rappelle que Westphall a vu les effets physiologiques de la métalloscopie se produire même après avoir séparé les métaux de la peau par un corps mauvais conducteur : soie, cire à cacheter, bois. Lui-même a employé le caoutchouc avec un résultat semblable. D'autre part, Schiff a obtenu des effets esthé-siogènes par l'application de corps très chauds, de sinapismes, etc.

Pour expliquer l'apparition des mêmes phénomènes sous l'influence d'agents si divers, métaux, bois, aimants, chaleur, etc.. Schiff invoque une condition commune à tous ces facteurs, la propriété de produire des vibrations moléculaires très rapides, transmissibles à d'autres corps. Il admet que. dans l'hémianesthésie et les autres troubles de l'hystérie, il y a une modification moléculaire du système nerveux, et comme d'une part, ces conditions morbides sont très variables, et que de l'autre, le mouvement moléculaire varie suivant le corps, il en résulte que tantôt tous les métaux peuvent réussir, tantôt il y en aura plusieurs, tantôt il n'y en aura qu'un seul.

« Dans cette théorie, dit Maggiorani, il y a un point qui relève de l'expérience, c'est que de faibles ébranlements moléculaires venant du monde extérieur peuvent traverser le corps pour arriver aux centres nerveux et en faire vibrer certaines fibres. Maintenant, si tous ces phénomènes dépendent de mouvements moléculairés, nous devons reproduire les merveilles de la métallothérapie au moyen des agents les plus divers, pourvu qu'ils puissent provoquer un mouvement moléculaire d'une certaine vitesse. »

Maggiorani a fait quelques expériences qui paraissent venir à l'appui de l'hypothèse de Schiff; ainsi il a déterminé chez des hystériques non anesthésiques une diminution de la sensibilité, en mettant en vibration un diapason fixé sur une caisse harmonique en bois, assez grande pour que l'avant-bras et la main puissent y tenir sans toucher la paroi. Le développement de l'électricité était donc impossible dans ces conditions.

De son côté Schiff avait fait une expérience dans laquelle il démontrait que l'action des aimants peut s'exercer à une distance même de 6 mètres, tandis que les métaux n'agissent qu'au contact, ce qui semble indiquer qu'il s'agit là d'autre chose que d'une action électrique [1].

Toutefois M. Seure a essayé de démontrer le contraire. Dans une note sur les propriétés électriques de la cellulose, ce médecin rappelle que le collodion fournit, par la dessiccation, des feuilles que le moindre frottement et la pression électrisent. De même, la pression peut mettre en jeu les propriétés électriques d'une substance. D'autre part, l'examen microscopique de feuilles de collodion vierges de frottement, puis électrisées, a démontré l'existence

---

[1] Si les métaux peuvent agir sans contact, comme nous l'avons démontré, ils sont loin d'avoir un champ d'action aussi étendu que l'aimant.

de modifications diverses de l'état moléculaire superficiel qui seraient l'expression de l'état électrique du collodion. Rapprochant de ces observations d'autres faits constatés sur la gutta-percha et le verre, l'auteur conclut que les manifestations électriques sont les résultats de modifications ou troubles apportés dans l'état moléculaire superficiel des corps par l'ébranlement qui leur est communiqué d'une façon ou d'une autre.

« Cette explication, dit M. Seure[1], n'est pas trop opposée aux vues de Maggiorani, et l'ébranlement moléculaire qui détermine l'état électrique apparent, sensible, et persiste après lui, peut très bien se communiquer au système nerveux sous forme de vibrations. »

M. Boudet de Pâris[2] a fait paraître une note sur le traitement de la douleur par les vibrations mécaniques, et M. Vigouroux[3], un article sur les propriétés électriques du collodion.

En tous cas, ces faits sont entièrement contraires à la théorie de l'*expectant attention*. Il en est encore bien d'autres qui infirment cette opinoin.

M. Landouzy[4] a publié la relation d'un cas de léthargie provoquée par l'application d'un aimant; en

---

1 Seure, *Bulletin de thérapeutique*, 15 septembre 1880.
2 Boudet de Pâris, *Progrès médical*, 1881.
3 Vigouroux, *Gazette médicale de Paris*, 9 juillet 1881.
4 Landouzy, *Progrès médical* du 25 janvier 1879.

remplaçant l'aimant par un morceau de fer, rien ne se produisit.

La théorie électrique a bien des arguments en sa faveur. On sait que l'influence de l'électricité sur l'organisme humain est prouvée par ce fait que beaucoup de personnes d'un tempérament nerveux sont très sensibles aux changements des états atmosphériques. Lombard a démontré que la mortalité et la tension électrique s'élèvent et s'abaissent parrallèlement. Scoutetten a donné des raisons pour admettre que les eaux minérales doivent plus leur efficacité à leurs actions électriques qu'à leur composition chimique. Que le magnétisme terrestre puisse avoir une influeence sur notre corps, cela est loin d'être improbable, et le docteur Horn a essayé d'établir quelque rapport entre les formes de certaines maladies et les fluctuations magnétiques. M. Grandeau a trouvé et M. Berthelot a confirmé ce fait que les plantes peuvent être arrêtées dans leur développement en disposant autour d'elles quelques fils de fer. Là au moins, comme chez les chats de Maggiorani et les chiens de Schiff, on ne peut invoquer l'influence de l'imagination.

M. Debove a publié un fait remarquable d'hémianesthésie saturnine, dans lequel une seule application d'aimant a suffi pour faire disparaître une grande partie des phénomènes morbides. Dans ce cas, on n'a pas pu influencer le malade, puisque la guérison est arrivée au moment où on ne l'attendait pas.

D'après Gradle, de Chicago, la théorie la plus d'accord avec les faits est celle de Vigouroux, qui veut que la condition essentielle des phénomènes métalloscopiques soit une variation de la tension électrique sur un point quelconque de l'organisme, variation différente en degré et en durée, selon les sujets. Quant à la production de ces courants observés à la suite de l'application de corps non métalliques aussi bien que de corps métalliques, on en trouve la cause dans les changements de température déterminés sur la peau par le contact de ces corps. Dubois-Raymond a, en effet, démontré que les courants thermo-électriques pouvaient être produits par des inégalités de température. Or, chaque corps, affectant différemment la surface cutanée, doit donner naissance à des courants d'intensité variable ; c'est ce qui expliquerait la différence des résultats obtenus avec l'or, l'argent, le cuivre, le bois, l'ivoire, la glace, etc.

Pour Wilks, ni l'action galvanique, ni l'influence mentale, ne peuvent expliquer l'effet des métaux dans l'hystérie.

On a constaté que des sinapismes, des vésicatoires pouvaient ramener la sensibilité ; on a également constaté l'action esthésiogène des injections de pilocarpine, de l'infusion de jaborandi. M. Grasset a vu, dans un cas d'hémianesthésie d'origine cérébrale, la sensibilité revenir, et persister plusieurs mois, pour faire place ensuite à l'anesthésie, sous l'influence de vésicatoires. La marche de la sensibilité présente des particularités très curieuses quand elle apparaît ou disparaît. D'une manière générale, elle ne procède nullement par territoire nerveux; elle marche par membres ou segments de membres.

Les observations paraissent démontrer que l'action esthésiogène n'est pas une action purement périphérique, soit circulatoire, soit nerveuse. Il doit y avoir par l'intermédiaire des nerfs centripètes, une action sur les centres, quelque chose d'analogue à ce que Vulpian et M. Grasset ont observé, quand l'électrisation localisée sur les avant-bras rendait la sensibilité dans tout un côté et faisait même reparaître l'acuité visuelle.

En résumé, d'après Grasset, l'action esthésiogène du vésicatoire paraît pouvoir être séparée de l'action locale hyperexcitante et rapprochée au contraire de l'action de l'électricité et de la métallothérapie.

Un fait qui se rapproche des effets de la métallothérapie est celui que Vulpian a mis en lumière dès 1875, à savoir que l'on peut, chez un malade atteint d'hémianesthésie par une lésion cérébrale, faire disparaître lentement l'insensibilité dans tous les points de la moitié du corps affectée, en électrisant une région très limitée de ce côté à l'aide de courants faradiques d'une assez grande intensité[1]. Depuis, Vulpian a constaté des résultats analogues dans le cas d'hémia-

---

[1] Vulpian, *Archives de physiologie normale et pathologique*, 1875.

nesthésie déterminée, soit par une lésion de l'encéphale, soit par des troubles fonctionnels hystériques[1].

On a été amené à produire avec l'hydrothérapie des résultats analogues à ceux des métaux. M. Thermes est arrivé par la douche à produire l'anesthésie ou à ramener la sensibilité à une surface du corps.

M. le Dr Baréty, de Nice, à la suite d'expériences personnelles aux eaux de Lamalou, a prouvé que les eaux minérales naturelles n'agissent sur l'organisme que par une action chimique ou électrique analogue à celle des métaux appliqués sur la peau. Il rappelle que, malgré toutes les recherches faites pour établir la réalité de l'absorption par la peau, dans les bains en général, on n'a pu conclure qu'à une action de contact pour expliquer l'effet de ces bains, sans pouvoir déterminer toutefois en quoi consistait cette action de contact. D'après lui, cet effet s'expliquerait par l'action chimique ou électrique qu'il invoque[2].

Enfin, la métallothérapie interne a été l'objet de deux travaux importants de M. Cartier et de M. Garel (de Lyon). Ce dernier auteur pense avec Burq, qu'il faut administrer à l'intérieur le métal qui agit sur la

---

[1] Vulpian, *Sur l'influence qu'exerce la faradisation cutanée portant sur un point limité des téguments dans le cas d'anesthésie due à des lésions cérébrales, à l'intoxication saturnine, au zona* (*Bulletin général de thérapeutique*, 30 novembre et 30 décembre 1879).

[2] Baréty, *De la métallothérapie balnéaire, à propos d'une visite aux bains de Lamalou (Hérault)*.

peau, mais il ne croit nullement qu'il soit nécessaire de le faire prendre sous une forme soluble. D'après lui, le métal n'agirait *intus* ou *extra*, que par son contact. C'est, dit-il, un phénomène de nature probablement électrique, qui n'a rien de commun avec les effets physiologiques d'un composé chimique correspondant. Aussi donne-t-il le métal sous forme de feuille, en cachet. M. Garel a vu en outre que l'administration interne simultanée d'un métal actif et d'un métal inactif ne permet pas le retour de la sensibilité, de même que sur la peau la sensibilité rappelée par un métal actif disparaît lorsque, sous le métal actif, on vient à placer une plaque de métal inactif[1].

Nous avons voulu présenter toutes les pièces du procès qui a été fait à la métallothérapie parce que les faits que nous relatons sont de même ordre et par conséquent passibles des mêmes objections. Mais aussi notre justification sera la même; nous répondrons par les mêmes arguments et nous n'aurons pas de peine à démontrer, comme on l'a fait pour la métallothérapie, qu'il y a dans tous ces faits autre chose qu'un jeu de l'imagination.

NOS EXPÉRIENCES AVEC LES MÉTAUX ET L'AIMANT SUR NOTRE PREMIER SUJET HYSTÉRO-ÉPILEPTIQUE. — Et, maintenant que nous avons passé en revue toutes les opi-

---

[1] Garel, *Revue mensuelle de médecine et de chirurgie*, 1880.

nions hasardées sur la métalloscopie, qu'il nous soit permis de signaler les effets produits sur nos sujets les plus sensibles, par l'application des métaux, et de montrer par là comment nous avons été conduits à l'action des médicaments et des poisons. De ce rapprochement des faits, bien significatif à nos yeux, se déduira, croyons-nous, tout naturellement, le rapprochement des théories.

Nos expériences avec les métaux sur notre premier sujet hystéro-épileptique nous ont appris qu'il n'était point nécessaire d'appliquer les métaux sur la peau pour produire des effets, mais que ceux-ci se produisaient encore à distance[1]. C'est même cette simple constatation qui nous mit sur la voie des recherches que nous avons entreprises. Il est donc important de rappeler ces expériences.

Nous avons employé les substances les plus diverses. Certains corps appliqués sur la peau, en vue du transfert, n'ont produit aucun effet. Parmi les métaux nous citerons l'argent et le plomb; le zinc n'amène aucun effet bien net, le verre n'a rien produit, le charbon de cornue est resté à peu près inactif; le bois de quinquina jaune n'a rien produit.

Les agents qui se sont montrés actifs sont très nombreux ; le résultat a été variable et différent avec chacun d'eux. Quelques-uns ont déterminé seulement certaines modifications passagères et locales dans la

---

1 Berjon, *Loc. cit.*

motilité et la sensibilité, d'autres ont produit le transfert, d'autres enfin des effets inattendus.

Le *cuivre* amène de légères modifications ; retour de la sensibilité, tremblement sans transfert, mais les vaso-moteurs sont modifiés, une piqûre d'épingle faite au préalable et qui ne saignait pas, donne du sang sous la plaque de cuivre.

Le *platine,* sur le côté paralysé, détermine une violente démangeaison qui force le malade à se gratter ; le transfert ne se produit pas.

L'*acier* détermine le transfert.

L'*or* a produit des effets bien remarquables qui ont amené graduellement la découverte de phénomènes inconnus. Dans les premiers jours après l'état de mal hystérique qui avait déterminé une hémiplégie droite avec contracture, le malade pouvait supporter le contact de l'or. Une pièce d'or de 20 francs placée sur l'avant-bras droit, produisit, au bout de quelques secondes, du tremblement et de la sensibilité du membre supérieur droit. Après quelques instants, la sensibilité reparaît complètement à droite sur les membres et la face ; il y a anesthésie à gauche. C'est le transfert qui s'est produit. Au bout de quelques semaines, la contracture diminuant progressivement, le contact de l'or devenait de plus en plus douloureux. Des expériences nombreuses ont été faites à ce sujet ; on s'est servi d'objets ayant absolument la couleur de l'or, mais de composition variable, et jamais le sujet n'a été pris en défaut, toujours il a accusé de la douleur quand l'objet était réellement en or ; il le supportait quand c'était un alliage où l'or ne se trouvait qu'en faible proportion ; enfin, si l'or n'entrait pour rien dans la composition (bronze d'aluminium), il le conservait dans sa main

Un fait des plus significatifs à cet égard mérite d'être signalé. M. le D' Mabille ayant été obligé un jour de maintenir le malade en état de crise, la bague en or qu'il porte au doigt se trouva appliquée quelques minutes sur la main de V... Au moment du contact, qui était celui de la crise, il y avait insensibilité, mais le phénomène physique ne s'était pas moins produit ; à son réveil, le sujet accusait de la douleur à l'endroit touché, et les assistants constatèrent une brûlure qui a persisté plusieurs semaines.

Une autre expérience a été faite et non moins probante. Étant donné que l'or est un métal actif chez ce malade, et que l'argent est un métal inactif, qui, d'après les expériences de M. Dumontpallier, doit arrêter l'action du premier métal, on a placé une pièce d'or sous une pièce d'argent, pensant que l'action de l'or serait annihilée par la présence de l'argent, mais, au premier contact, le sujet a poussé un cri et accusé une vive douleur. Dans cette expérience comme dans les autres faites en présence de témoins, il était impossible de songer un seul instant à la supercherie ; du reste, les phénomènes objectifs persistants rendaient toute simulation inadmissible.

L'or agit, même à distance ; il suffit d'approcher un

objet d'or, une montre, une pièce de 20 francs, à
10 centimètres, pour que le sujet, qui n'a pas vu ce
qu'on lui présente, accuse une vive douleur. C'est ce
fait étonnant et sur lequel on ne pouvait avoir aucun
doute après les nombreuses expériences entreprises,
qui nous a engagés à employer des composés chimiques comme le chlorure d'or, et nous a donné plus
tard l'idée de présenter les médicaments à distance,
puisque le contact n'était pas nécessaire pour produire
une action.

Le *mercure* placé dans une boule de verre s'est com-
porté à peu près comme l'or. Tout d'abord on a pu
prendre la température à l'aisselle ; plus tard l'application du thermomètre était impossible, et le fait était
d'autant plus surprenant que le mercure n'était point
en contact direct avec la peau. Au voisinage du côté
paralysé, le mercure dans une boule de thermomètre
a produit de la brûlure et de violentes convulsions avec
attraction du segment de membre en présence. Le
docteur Mabille, voulant voir s'il n'y avait pas d'exa-
gération de la part du malade, a fait maintenir en
place pendant quelques minutes la boule du thermomètre ; il s'est produit au point d'application une
véritable brûlure.

L'*hydrogène*, considéré comme un métal gazeux, a
donné des résultants plus étonnants. Une éprouvette
contenant du gaz hydrogène est mise au contact de
la main ; le malade manifeste une vive satisfaction et
il rit ; le rire est continu et spasmodique ; on observe

des mouvements rythmés du bras et de la jambe du côté où se fait l'application. La physionomie exprime le contentement et la volupté. Le même phénomène se produit si, au lieu d'appliquer une éprouvette pleine de gaz, on dirige un jet d'hydrogène sur une partie quelconque du corps. En le dirigeant sur la nuque, le rire est exagéré et le sujet éprouve une grande satisfaction. Aucun phénomène de transfert ne se produisit, et tout disparut à l'éloignement du gaz. Il y avait là une action physiologique tout à fait inattendue. Des expériences entreprises avec différents gaz ont démontré que cette action était spéciale à l'hydrogène.

Les actions brutales de l'or et du mercure nous ont amenés à employer des composés métalliques.

Le *chlorure d'or*, le *nitrate acide de mercure*, le *cyanure de mercure*, le *sulfate de fer*, le *perchlorure de fer*, le *sulfate de cuivre*, ont produit des effets particuliers spéciaux à chacun des métaux.

L'*aimant* produit le transfert avec facilité. Dès que le barreau aimanté est appliqué sur une partie quelconque du corps ou même présenté à quelques centimètres, le sujet devient inconscient et insensible ; il se produit des mouvements dans les membres paralysés, la respiration s'accélère et, au bout de quelques minutes, le transfert est terminé. Ce qu'il y a de remarquable c'est que les résultats du transfert varient suivant la région où l'on fait l'application de l'aimant. C'est ainsi que sur le bras droit il produit le transfert à gauche et la paralysie de ce dernier côté est plus ou moins complète suivant la durée de l'application ; sur la nuque, le malade devient paraplégique ; sur le front, on constate une monoplégie avec contracture du membre inférieur droit, et sur la cuisse, la paralysie disparaît tout entière.

En outre, on a constaté de curieux phénomènes d'attraction.

Dans l'état cataleptique, si on approche du sujet un aimant, on voit la partie la plus rapprochée de l'aimant qui est attirée, et bientôt tout le corps lui-même obéit à cette attraction. On peut faire prendre au sujet les attitudes les plus variées : ainsi en plaçant l'aimant au-dessus de sa tête, il s'élève peu à peu et arrive à ne plus toucher le sol que par la pointe des pieds. Cette action de l'aimant se fait sentir à une distance même assez grande. Le malade étant éveillé et dans son état habituel, c'est-à-dire paralysé à droite, l'aimant exerce la même influence. Il suit instinctivement et invinciblement la personne qui porte un aimant sur elle.

Après avoir été influencé par l'aimant, V... n'y est plus sensible et le transfert lui-même est impossible ; en vain place-t-on un aimant sur le bras anesthésié, l'action est nulle. Un jour, on lui fait prendre un bain dans une piscine. On lui applique un aimant sur le bras droit pendant qu'on promène un autre aimant sur le sommet de la tête. Immédiatement V... est influencé et reste immobile ; son regard devient fixe.

Après quatre ou cinq minutes, toute paralysie avait disparu. Il reste dix minutes environ dans cet état, puis il a une ébauche de crise aussitôt arrêtée et après laquelle il retombe paralysé à droite. Mais au sortir du bain, il n'est plus influencé par l'aimant.

Nous devons faire remarquer que la sensibilité à ces divers agents était beaucoup moins grande aussitôt après l'état de mal hystérique où nous l'avons observé ; nous avons vu cette sensibilité se développer pour ainsi dire sous nos yeux et disparaître de nouveau.

Ainsi l'or a déterminé toujours un peu de brûlure, mais au début le contact pouvait être supporté, tandis que plus tard il était impossible d'approcher une pièce d'or à 5 centimètres. C'est ce qui explique que M. J. Voisin, à Bicêtre, n'a pas trouvé de sensibilité à l'aimant pendant l'état de contracture.

ATTRACTION PAR LES DOIGTS. — L'attraction par l'aimant que nous venons de signaler est déjà très remarquable, mais nous devons noter qu'elle se produisait aussi par les doigts. On s'étonnera peut-être de nous voir rapprocher les phénomènes dont nous allons parler de ceux de la métalloscopie, mais il nous paraît rationnel de réunir tous ces faits dans une vue d'ensemble, car ils relèvent probablement de la même cause. Du reste, il n'est pas irrationnel de penser que la même loi générale préside aux influences des substances organiques et inorganiques sur le corps humain et aux influences réciproques d'un organisme

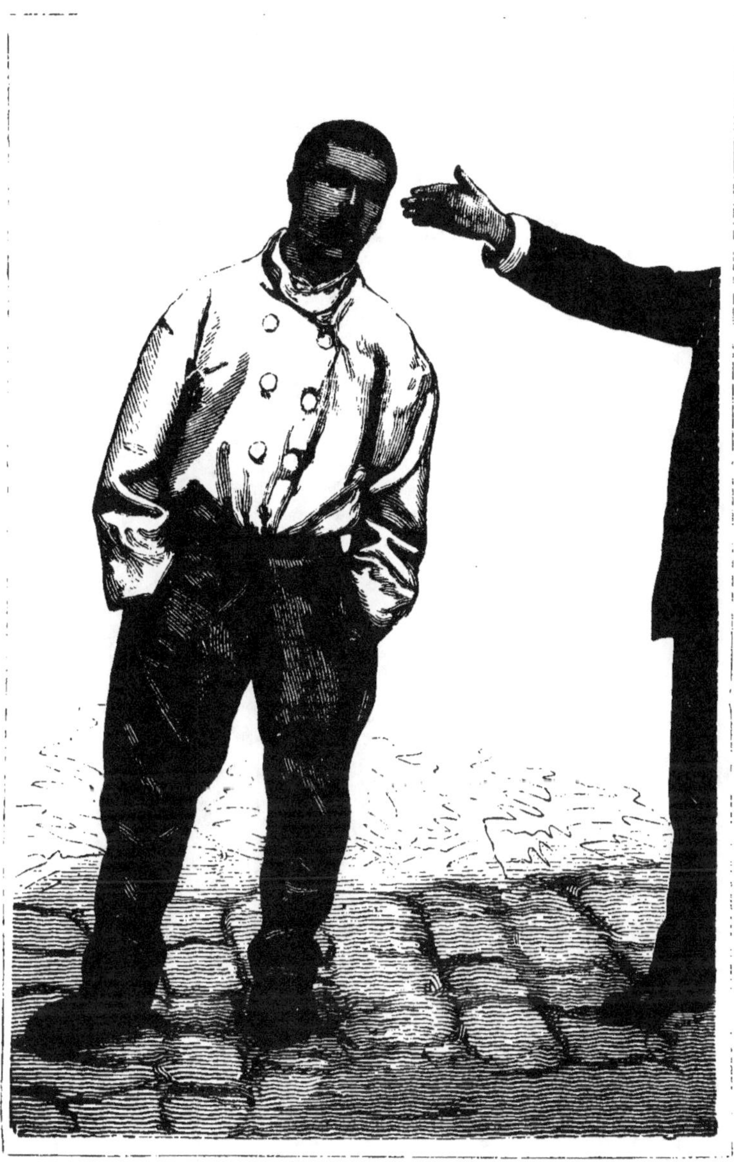

Fig. 10. — Attraction par les doigts, le sujet étant à l'état de veille.

D'après une photographie de M. Godefroy, photographe à Rochefort.

sur un autre organisme, On a placé la main en regard d'une partie quelconque de notre sujet, mais particulièrement du côté gauche, nous avons constaté une attraction à distance. La main joue ainsi le rôle d'un véritable aimant (fig. 10). Si c'est à la tête qu'on opère, on voit bientôt celle-ci se pencher peu à peu. attirée par la main de l'expérimentateur. Le bras peut être ainsi changé de position, il peut glisser lentement sur le lit et suivre la main qu'on lui présente. toujours à distance. On observe les mêmes phénomènes d'attraction à la cuisse et à la jambe gauche. Ces phénomènes sont beaucoup moins accentués du côté droit paralysé.

Il peut être intéressant de rapprocher ces faits de ceux qui sont signalés par les anciens auteurs; ainsi le baron du Potet cite des phénomènes d'attraction analogues sur des sujets magnétisés.

« Dès l'instant que l'action magnétique a dominé en quoi que se soit le magnétisé, le magnétiseur peut, en s'éloignant lentement, et par degrés, le faire venir dans sa direction, le faire incliner à droite, à gauche, en arrière, en avant, et enfin le faire tomber comme une masse inerte[1]. »

Nous avons eu récemment l'occasion de voir, à Rochefort, un magnétiseur d'Avignon, M. Moutin, ancien étudiant en médecine, élève du baron du Potet. Les phénomènes qu'il produisait nous paraissent

---

[1] Baragnon, *Étude du magnétisme animal.* Paris, 1857.

analogues aux précédents. Le sujet étant placé de préférence dans la station debout, l'opérateur lui pose la main, largement ouverte, entre les deux omoplates, le pouce appuyant d'un côté du cou, et les autres doigts sur l'autre côté, de manière à comprimer légèrement la partie supérieure du trapèze. Le sujet prend immédiatement l'attitude d'une personne dans l'attente; son regard devient fixe, et, s'il est sensible, il éprouve presque immédiatement un effet de chaleur dans le dos, rayonnant plus ou moins en bas et en haut; cette sensation de chaleur peut aller jusqu'à la brûlure. Puis un certain tremblement dans les membres inférieurs se produit, ainsi que, parfois, de la lourdeur à la tête; souvent une sueur, plus ou moins abondante, mouille son front. Ces phénomènes se manifestent d'une façon instantanée dans certains cas; d'autres fois, au bout de quelques minutes seulement. Ils peuvent être plus ou moins accentués, ou faire défaut partiellement. En même temps, le patient éprouve une sensation de pesanteur dans le dos et d'attraction en arrière, qui peut aller jusqu'à le renverser. Quand, au lieu de placer la main au milieu du dos, on la pose sur une épaule, le mouvement en arrière se produit encore, avec inclinaïson du corps, du côté où la main de l'opérateur est placée.

En étudiant de près ces expériences nous avons pu voir que chez certains sujets sains et à l'état de veille, il se produit de l'attraction à distance. L'application de la main est nécessaire pour produire le phénomène

de la propulsion en arrière, **chez les sujets peu sen-**
sibles, mais à mesure que la **sensibilité s'accroît,** il
suffit de placer la main derrière le dos, sans contact,
pour attirer le sujet.

Il nous a semblé que tous ces phénomènes étaient
dus à des actions sur le système musculaire; on
développe de l'hyperexcitabilité neuro-musculaire à
l'état de veille; mais le fait important c'est que ce
phénomène soit primitif et résulte d'une vibration
spéciale par le contact ou même sans contact.

Action des métaux a distance sur un nouveau
sujet. — Récemment, nous avons étudié l'action
des métaux sur un sujet ignorant tous ces phénomènes et après avoir pris toutes les précautions
requises.

Les métaux ont été présentés à distance, en regard
de la main; les précautions ont été prises pour que
le sujet ne puisse se douter de l'objet présenté. Ils
ont produit une action différente pour chacun d'eux,
et toujours les mêmes pour le même métal.

Le *fer* produit de la chaleur, du picotement dans
la main, le bras et l'épaule; cette chaleur gagne la
tête et il y a tendance au sommeil. Il persiste quelques
instants de la douleur dans le bras.

Le *zinc* donne une sensation de feu avec contraction
de la main et du bras; la chaleur dans tout le corps
est beaucoup plus forte que par le fer.

Le *cuivre* détermine du froid et des crampes dans la main et le bras.

L'*étain* produit une légère chaleur avec élancements et raideur dans le bras.

Le *plomb* donne une très forte chaleur suivie d'engourdissement dans le bras et la tête avec brûlure en différents points du corps.

L'*or* donne une sensation de bien-être et de douce chaleur, et dissipe tous les phénomènes douloureux existants.

On voit donc que tous les métaux ont agi sans contact, d'une façon différente.

EXPÉRIENCES DE MM. BINET ET FÉRÉ ET DE M. BABINSKI AVEC L'AIMANT. — Il nous suffira maintenant de rappeler les expériences intéressantes de MM. Binet et Féré d'une part, et de M. Babinski de l'autre.

On sait que MM. Binet et Féré ont vu l'aimant agir sur une sensation, une hallucination, un souvenir, en les supprimant et les remplaçant par une paralysie correspondante. Ils ont étudié ces phénomènes sous le nom de polarisation psychique[1].

M. Babinski dans ces temps derniers a réalisé une expérience des plus ingénieuses[2]. Cet auteur a montré que deux sujets peuvent jouer, au point de vue du

---

[1] Binet et Féré, *La Polarisation psychique* (*Revue philosophique*, avril 1885).

[2] Babinski, Communication faite à la Société de psychologie physiologique (séance du 21 octobre 1886). — *Progrès médical* du 21 novembre 1886.

transfert, l'un par rapport à l'autre, un rôle analogue à celui que joue chez un seul sujet un côté du corps par rapport au côté opposé.

Dans toutes les expériences rappelées dans ce chapitre, nous voyons les substances les plus diverses agir par leur contact et même à quelque distance. Il y a donc entre ces actions et celles des médicaments une analogie frappante. C'est cette analogie qui, par une déduction toute naturelle, nous a conduits des unes aux autres ; et nous pouvons légitimement conclure : *l'action des métaux, des bois, des aimants, des courants et celle des médicaments à distance sont des phénomènes de même ordre.*

CHAPITRE VII

FORCE MAGNÉTIQUE

Après avoir écarté l'idée de suggestion, et avoir montré que les actions des médicaments à distance et les phénomènes de métalloscopie sont de même ordre, nous devons en chercher l'explication. Dans cette tentative, nous examinerons d'abord les conditions du corps qui impressionne et en second lieu celles de l'organisme impressionné. Ceci nous amène à examiner deux théories qui existent dans la science, la théorie vibratoire et celle de la force neurique rayonnante ; nous modifierons cette dernière en lui donnant le nom de théorie du champ magnétique.

VIBRATIONS. — Peut-on penser que les molécules de la substance contenue dans le flacon et qui sont comme tous les corps, à l'état de mouvement, communiquent leur mouvement propre à la couche de matière radiante qui l'entoure et que cette matière mise en vibration impressionne les extrémités périphériques sensibles du sujet ?

Cette théorie se rapprocherait de la théorie des vibrations de M. Vigouroux pour expliquer l'action des agents esthésiogènes. Nous avons vu plus haut que déjà Maggiorani et Schiff avaient admis pour l'explication physique de la métalloscopie l'hypothèse de vibrations moléculaires transmises; suivant le corps, ces vibrations, différentes en rythme et en amplitude, communiqueraient à l'organisme un ébranlement spécial pour chaque métal, de là la variété de l'action des différents métaux.

La base expérimentale de cette hypothèse est le fait que les vibrations d'un diapason agissent sur la sensibilité exactement comme les métaux.

Par des expériences entreprises en 1878 à la Salpê-trière, M. Vigouroux a montré que les vibrations du diapason ont exactement la même action physiolo-gique que les métaux, l'aimant, l'électricité statique. Il a repété d'une manière ingénieuse l'expérience de Maggiorani qui avait démontré qu'un aimant animé d'un mouvement de rotation agit plus rapidement que s'il est maintenu à proximité du corps.

Toutefois, dans des expériences ultérieures, M. Vigouroux a remarqué que les différences d'action ne dépendent pas du nombre de vibrations ; dans la limite comprise entre 30 et 60 vibrations simples par seconde, l'effet physiologique a été invariablement le même, quel que fût le nombre de vibrations, qu'il fût même un nombre fractionnaire. Il fait observer, il est vrai, que c'est peut-être à des vibrations bien plus subtiles qu'il faudrait avoir recours, comme les vibrations lumineuses et calorifiques. Il ajoute que cette idée des vibrations nous offre un moyen de comparaison ou de représentation schématique, mais non une explication : il termine en disant que dans l'état actuel de la science ce n'est rien expliquer que de dire d'un phénomène qu'il est de nature vibratoire, car tout est vibratoire. Cette théorie, déjà impuissante à expliquer l'action des esthésiogènes, est bien plus insuffisante encore pour donner, à elle seule, la clef des phénomènes à distance. Toutefois elle rend compte de la manière dont la substance présentée peut agir sur l'organisme. Il reste à rechercher comment cet organisme peut être impressionné.

FORCE NEURIQUE RAYONNANTE. — Il y a déjà longtemps que l'idée de l'extérioration du fluide nerveux et des actions à distance a été remarquée. Baillif[1] l'a soutenue et appuyée de quelques expériences. C'est également par l'extérioration du fluide nerveux que M. Chevillard a cherché à expliquer le spiritisme et le magnétisme animal.

---

[1] Baillif, Thèse de 1868.

M. Baréty[1], de Nice, a repris dans ces dernières années, la théorie du fluide magnétique sous une forme nouvelle; il lui donne le nom de force neurique rayonnante.

« Si nous examinons, dit-il, quelles sont les forces connues qui se développent dans le corps humain vivant, nous voyons que le double travail extérieur et intérieur auquel l'homme est soumis incessament pour favoriser son développement, comme sa conservation et sa propagation, exige une dépense considérable de force. Or, cette force, constamment renouvelée, sous peine de mort, se manifeste sous différentes formes qui sont la chaleur, la contractilité musculaire, l'électricité et enfin la force nerveuse.

« C'est la force nerveuse elle-même ou tout au moins un de ses dérivés les plus prochains qui se manifeste dans cette série de faits que la science s'est longtemps refusé à admettre.

« Cette force, nous l'appellerons *force neurique, agent neurique, neuricité*. Dans son essence et son action, elle présente certaines analogies frappantes avec d'autres forces qui sont la chaleur, la lumière, l'électricité et le magnétisme.

« La force neurique aurait donc son siège dans le système nerveux. Mais elle n'y reste pas emprison-

---

1 Baréty (de Nice), *Des propriétés physiques d'une force particulière du corps humain (force neurique rayonnante) connue vulgairement sous le nom de magnétisme animal*. Paris, 1887.

née tout entière ; en un mot, elle n'y est pas utilisée tout entière pour les diverses fonctions auxquelles ce système préside. Une partie s'en échappe en quelque sorte, pour rayonner en dehors dans l'espace, d'où l'épithète de *rayonnante* pour la distinguer d'une autre portion qui circule dans le corps humain le long des fibres nerveuses et d'une deuxième portion qui, selon toute probabilité, y existe à l'état de repos relatif.

« Il serait donc permis d'avancer que la force neurique ou *neuricité*, existe dans le corps de l'homme sous deux états : 1° à l'*état statique* constituant l'activité propre des éléments nerveux, fibres et cellules, et admise sous le nom de *neurilité*, pour les fibres nerveuses (Vulpian), tandis que l'activité propre des cellules nerveuses proprement dites n'a pas encore reçu de dénomination spéciale ; 2° à l'*état dynamique*, comprenant une circulation intérieure le long des fibres nerveuses et un rayonnement ou expansion au dehors. »

D'après M. Baréty, la force neurique rayonnante émane du corps humain par trois points différents et principaux : 1° les yeux ; 2° l'extrémité libre des doigts ; 3° la bouche, par le souffle.

Pour essayer de doser cette force nerveuse rayonnante, M. Baréty a eu recours à des procédés tels que ceux qu'on emploie dans l'étude de l'optique. C'est ainsi qu'il a expérimenté avec des lentilles, des miroirs et des prismes, et qu'il a pu constater que la *force neurique* obéissait exactement aux mêmes lois que les rayons lumineux, dans les déviations qu'on lui fait subir au moyen de ces instruments.

M. Dumontpallier a confirmé quelques-unes des expériences de M. Baréty dans plusieurs communications à la Société de biologie. M. P. Richer, au contraire, affirme qu'il n'a rien trouvé qui puisse lui faire supposer l'existence d'une force neurique rayonnante.

Ces opinions opposées font bien voir que si la force nerveuse rayonnante est soupçonnée, son existence est encore loin d'être démontrée. Cette théorie permettrait d'expliquer tous les faits dont nous avons été témoins ; toutefois il faut avouer qu'elle ne peut être acceptée ici telle qu'elle a été développée par les précédents auteurs, et qu'elle a besoin d'être modifiée et tout autrement démontrée.

Champ magnétique. — Quelques faits bien connus de la physique présentent avec les actions à distance une analogie frappante.

Une boule d'eau chaude rayonne de la chaleur, l'aimant a un champ magnétique, les fils d'une pile présentent un champ électrique. La force accumulée dans ces appareils rayonne au delà, et les corps qui se trouvent dans un rayon déterminé subissent son action ; mais il ne faut pas oublier que l'influence est réciproque, en vertu du principe de mécanique : L'action est égale à la réaction.

Avec l'hypothèse d'une atmosphère sensible autour du corps vivant, atmosphère analogue au champ de l'aimant, les phénomènes que nous avons signalés et qui nous apparaissent tout d'abord si inexplicables, tombent dans le domaine des faits d'une interprétation plus facile.

Avant d'entrer dans la discussion jetons un coup d'œil sur les opinions qui plaident en faveur de cette propriété encore inconnue de l'organisme vivant.

Dans les traités de magnétisme animal on invoque souvent la théorie électrique ou du moins une action analogue à celle de l'aimant. L'hypothèse d'un champ magnétique n'est pas neuve. Charpignon dit : « On admet un agent impondérable qui vivifie le corps humain, rayonne et se polarise dans certaines circonstances et détermine alors des effets appelés magnétiques. »

On trouve dans un livre déjà ancien l'idée de l'atmosphère dont nous parlons. M. Baragnon[1] s'exprime ainsi : « Je ne suis pas éloigné de croire, après Newton et Mesmer, que tout homme est entouré d'une atmosphère particulière sur laquelle réagit son organisme; c'est-à-dire que chaque être physique a un milieu à lui. » L'auteur est un fluidiste et partage les idées de Mesmer sur la force qui préside aux phénomènes magnétiques.

On peut trouver avancées les théories de ces

[1] Baragnon, *Étude du magnétisme animal.* Paris, 1853.

hommes qui sentaient le besoin d'une explication et qui s'ingéniaient a en trouver une. On ne peut s'empêcher de reconnaître qu'ils avaient assimilé le fluide magnétique au fluide électrique. A côté des erreurs et des exagérations, il y a des vérités.

Dans un livre plus récent de Charpignon[1] nous trouvons des passages qu'il nous paraît utile de citer :
« La cause des phénomènes qui se développent par la magnétisation est interprétée de différentes manières. Pour les uns c'est l'imagination ; pour les autres il y a transmission d'un agent fluidique, électricité vitale ; pour d'autres, il y a seulement influence entre les électricités nerveuses, action analogue à l'aimantation ; pour d'autres encore, il n'y a nul rapport entre la cause et l'effet (passes et phénomènes), ce qui les conduit à chercher en dehors de l'homme une cause et à l'attribuer à des esprits ; enfin, pour certains, la cause est la fourberie et le compérage.

« Cherchons parmi toutes ces opinions quelle peut être la véritable.

« L'opinion qui explique les faits magnétiques par la fourberie ne peut être partagée que par ceux qui n'ont examiné la question ni théoriquement ni expérimentalement. Abusés par des exemples de ruse ou de prestidigitation, ils ont eu hâte de conclure du particulier au général, et se sont ainsi créé une opinion complètement fausse.

[1] Charpignon, *Rapports du magnétisme avec la jurisprudence et la médecine légale.* Paris, 1860.

« Ceux qui, plus logiques, admettent les faits magnétiques, mais les font dépendre d'une intervention surhumaine, oublient les conditions physiques nécessaires pour le développement des effets, ainsi que la graduation en intensité et en perfection de ces effets; ils oublient encore que les qualités morales sont indifférentes pour le succès.

« Quant à la théorie de l'imagination, elle a plus de valeur. Mais s'il est incontestable que l'imagination produit parfois quelques-uns des effets de la magnétisation, il est certain qu'elle est impuissante à en développer d'autres, à diriger et à maîtriser les effets qu'elle aurait elle-même produits. L'imagination peut produire des crises nerveuses, des syncopes, un somnambulisme incomplet, mais elle ne produira pas l'insensibilité, elle n'arrêtera pas à volonté des convulsions pour les reproduire de même, elle ne fera pas disparaître le sommeil, et elle ne peut expliquer ce rapport intime qui existe entre le somnambule lucide et le magnétiseur, rapport à l'aide duquel la pensée seule est perçue et comprise. La réalité de ce lien invisible qui existe entre les deux personnes dans la magnétisation n'avait pas échappé à Jussieu, l'un des commissaires chargés en 1784 d'examiner le magnétisme. Ses collègues concluaient à l'action de l'imagination et à la négation d'un agent physique, mais Jussieu refusa de signer cette conclusion insuffisante pour expliquer tous les phénomènes. On est bien plus en droit, aujourd'hui, de refuser à l'imagination la puissance exclusive que ses partisans lui accordent, alors que tout appareil a disparu, tels que baquets, tiges de fer, cordons, et surtout traitements publics.

« Deux théories restent en présence pour expliquer la cause des effets magnétiques ; ces théories sont l'émission et la polarisation de l'électricité nerveuse.

« Le principe même sur lequel ces deux théories reposent, c'est-à-dire l'électricité vitale ou le fluide nerveux, est un sujet de controverse pour les physiologistes. En effet, un grand nombre de physiologistes modernes rejettent l'existence d'un agent impondérable qui, sous les noms divers de principe vital, fluide nerveux, électricité vitale, serait le moteur de l'organisation. D'autres physiologistes, cependant, n'hésitent pas à regarder comme indispensable aux manifestations complexes de la vie, un agent impondérable, analogue, mais non identique à l'électricité et dont le système nerveux serait le réservoir.

« On comprend l'importance de l'existence d'un agent nerveux pour l'explication des faits magnétiques, car il n'y a point d'agent fluidique dans l'homme, il n'y a pas moyen d'admettre le développement de phénomènes nerveux qui seraient dus, soit à un rayonnement de cette force nerveuse (émission), soit à des perturbations d'équilibre de cet agent par influence magnétique (polarisation). Cette négation de la force nerveuse comme substance conduit à adopter l'imagination comme cause exclusive des phénomènes magnétiques, et nous avons vu que l'imagination ne pouvait expliquer tous les phénomènes.

« Les magnétiseurs s'appuyant sur les principes de l'école vitaliste et sur les faits qu'ils observent, admettent un agent impondérable qui vivifie le corps de l'homme, en rayonne ou se polarise dans certaines circonstances et détermine les effets nerveux appelés magnétiques. »

Lafontaine donne aussi des preuves péremptoires en faveur d'une force magnétique[1] : « Il est dans la nature, des phénomènes tout particuliers, tout exceptionnels, qui sont en contradiction avec les théories établies. Lorsqu'ils se présentent chez des animaux, on les admet sans discussion; mais lorsqu'on les rencontre chez l'homme, on les repousse avec force, on les nie, bien que ce soit des faits positifs, et que des faits ne puissent être détruits par des théories.

« Ainsi on admet la fascination produite par certains oiseaux et certains reptiles; tout le monde sait et croit que l'épervier, en planant au-dessus d'un autre oiseau, le tient paralysé à sa place, jusqu'au moment où il fond sur lui et s'en saisit.

« Personne n'ignore que la couleuvre, en regardant le crapaud fixement, l'attire à elle, et qu'il vient, malgré lui, en sautant, jusque dans sa gueule : elle exerce sur lui non seulement de la fascination, mais encore de l'attraction.

---

[1] Lafontaine, *L'Art de magnétiser ou le Magnétisme vital*. Paris. 1886.

« On reconnaît à certains animaux la faculté de vivre plusieurs mois sans manger et sans qu'il y ait chez eux altération de la vie, telles sont les marmottes qui dorment six mois de l'année.

« On est convaincu qu'il existe des poissons qui possèdent une certaine quantité de fluide électrique, et qui ont la faculté de l'émettre au dehors, telles que la torpille et la gymnote. »

Lafontaine cite aussi une expérience sur les chats, empruntée à M. Beckensteiner[1], et qui tendrait à prouver qu'une grande partie des animaux, si ce n'est la totalité, aurait un appareil spécial destiné à produire la décharge électrique.

Après quelques réflexions sur le système nerveux, M. Beckensteiner s'exprime ainsi :

« On peut obtenir la commotion électrique sur le chat de la manière et dans les conditions suivantes : Par un froid au-dessous de zéro, un vent du nord, un ciel serein, si le chat a froid, ce qui se voit facilement à l'aspect du poil qui est couché et semble avoir été graissé partiellement, et si l'expérimentateur a également froid aux mains, il prendra le chat sur ses genoux, lui posera les doigts de la main gauche sur la poitrine, et il passera la main droite depuis le cou jusqu'à la queue, le long de l'épine dorsale. Après quelques passes légèrement appuyées, la secousse électrique se produira ; elle paraît partir de la poitrine

---

[1] Beckensteiner, *Observations sur l'électricité animale*.

du chat, traverser le corps de l'expérimentateur, et se terminer à la main placée sur le dos du chat.

« Quoique le chat éprouve du plaisir aux passes faites le long de l'épine dorsale, il se sauve à toutes jambes après la secousse ; il se prête difficilement à une autre épreuve, et ce n'est que le lendemain, lorsqu'il aura oublié cette sensation désagréable, qu'il pourra servir à de nouvelles épreuves.

« J'ai obtenu dans un jour, mais avec beaucoup de peine, trois commotions. d'un chat ; la dernière était très faible. Après chaque décharge, le chat semble fatigué, épuisé, il se couche étendu ; au bout de quelques jours, il perd l'appétit, devient triste et semble fuir les lieux qu'il aimait ; il se soustrait aux regards des personnes qu'il affectionnait ; après avoir refusé la nourriture, il boit encore de l'eau quelquefois, languit de plus en plus, bave et meurt ordinairement dans la quinzaine qui suit la première commotion.

« Il paraît que les décharges électriques répétées que l'on obtient sur les animaux leur enlèvent une trop grande quantité d'électricité à la fois pour qu'ils puissent réparer cette perte, et ce fluide si nécessaire à la vie venant à leur manquer, ils périssent de langueur ; une seule commotion ne les tue pas, mais les rend malades pendant quelque temps. »

M. Beckensteiner a fait la même expérience sur une vache, et la commotion fut si forte, qu'il fut renversé par terre.

« A ces faits, dit Lafontaine, je puis ajouter que j'ai

fait même plusieurs fois cette expérience sur des chats, et que toujours j'ai obtenu le même effet, une commotion violente que je ressentais dans les deux coudes et au milieu des épaules.

« Cette propriété de certains animaux existe, et on ne la nie pas; mais qu'un être humain, par une exception toute particulière, possède la même faculté, on nie, on repousse le fait; on ridiculise ceux qui ont vu sans prévention et croient au témoignage de leurs yeux. »

Le Dr Charpignon[1] cite un fait d'électricité observé sur l'homme : « Une femme accoucha récemment d'un enfant qui, semblable à la torpille, donna une espèce de commotion électrique au médecin qui le mit au monde. Il fut aussitôt placé dans un berceau d'osier supporté par des pieds de verre, et il donna des signes d'électricité. Il a conservé cette propriété remarquable l'espace de vingt-quatre heures, à tel point qu'on put charger une bouteille de Leyde, tirer des étincelles, et faire une foule d'expériences. »

« Ces faits, dit encore Lafontaine, sont extraordinaires et exceptionnels, mais enfin ils existent et bien d'autres encore.

« Il est des individus dont il suffit de toucher les cheveux, pour qu'il s'en échappe de légères étincelles électriques. Je ne m'étais jamais aperçu que je possédasse la propriété d'émettre du fluide électrique en

---

1 Charpignon, *Physiologie, Médecine et Métaphysique du magnétisme*, 1848.

touchant mes cheveux, lorsqu'en mars 1849, à Florence, ma tête devint en feu en y passant un peigne d'écaille: il sortit une telle quantité d'électricité que quelques personnes s'en effrayèrent et qu'un enfant qui était là s'écria : Oh! *le feu, le feu,* à la tête de M. Lafontaine.

« Cet effet se continua du 5 au 25 mars et disparut; en octobre, même année, il reparut; en mars 1850 le même phénomène eut lieu, mais moins fort. J'ai observé cette particularité que l'électricité s'échappait seulement avec un peigne d'écaille, et qu'avec un peigne de buffle il ne sortait rien. Il y a donc eu chez moi, à différentes époques, accumulation du fluide électrique. Depuis, je ne me suis point aperçu que cet effet fût revenu.

« Nous connaissons encore à Liège M. Baigneux, rue du Collège, receveur de la ville; il fut atteint d'une maladie nerveuse qui le privait subitement de ses forces. Vainement les médecins, réunis chez lui, s'étaient concertés; tous les moyens avaient été employés, même le magnétisme, exercé par un médecin allemand; il n'en avait retiré aucune amélioration : cependant, quoique abandonné par la science, il n'en médita pas moins sur son état, et finit par constater qu'étant assis, les jambes dans la direction du nord, il recouvrait immédiatement ses forces et sa santé. Cette découverte lui valut sa guérison.

« On doit voir avec quelque étonnement l'influence de la position sur le courant électrique; et puisque cette seule cause suffit pour aimanter une barre de fer, ne serait-il pas à propos que les médecins observassent cet effet sur le lit de leurs malades affectés de névrose?

« Il est un grand nombre de faits qui dépendent de la volonté qu'on peut exercer sur soi-même, sans l'intervention d'un agent physique; mais il n'en est pas de même pour les effets que l'on veut produire sur son semblable, il faut le secours d'un agent matériel. Ce sont là des phénomènes inexplicables comme la plupart de ceux qui nous entourent.

« Quand des faits positifs, bien qu'extraordinaires, se présentent à nos yeux, doit-on d'abord les repousser? Ne faut-il pas en déduire plutôt que nous ignorons les lois qui régissent la nature, et qu'avec toute notre science nous sommes bien ignorants?

« Ainsi, lorsque nous reconnaissons à certains animaux, oiseaux, poissons et reptiles, des propriétés particulières, pourquoi nous refuser à admettre que l'homme, cet être supérieur, puisse posséder en lui une faculté produite par le fluide nerveux? Pourquoi nier que cette propriété puisse être curative et vitale, lorsqu'elle est communiquée. Avons-nous sondé tous les mystères de la création ? Chaque jour ne vient-il pas nous révéler l'immensité des choses de ce monde et les bornes de notre intelligence? Où sont les limites entre le possible et l'impossible ?

« *L'impossible*, est-il dit quelque part, *est un arrêt de notre ignorance cassé par l'avenir.* »

Humboldt[1] cite le nom de plusieurs individus dont le corps dégageait du feu en marchant.

Mussey, en 1837, dans un journal d'Amérique, rapporte le fait d'une femme de trente ans, d'un tempérament nerveux qui, pendant une aurore boréale, fut chargée subitement d'électricité, dont la présence se manifesta par des étincelles, lorsque cette femme passa, par hasard, le doigt sur la figure de son frère. Ce phénomène persista environ deux mois et demi avec une intensité variable. Dans les conditions les plus favorables, elle envoyait du bout de son doigt à une boule de cuivre quatre étincelles, longues de trois centimètres.

On a cité le cas d'un enfant né dans le village de Saint-Urbain, sur la limite de la Loire et de l'Ardèche, qui paraissait environné d'une lueur blanchâtre; des objets de mince volume, tels qu'une cuiller, un couteau, se mettaient à vibrer quand ils étaient près des pieds ou des mains de l'enfant, qui mourut à neuf mois en dégageant des effluves lumineuses.

On raconte encore que deux jeunes filles, âgées de dix-huit à vingt ans, produisaient, à Smyrne, en 1839, des phénomènes extraordinaires. Placées en même temps autour d'une table recouverte d'une toile cirée, on entend immédiatement celle-ci éprouver des craquements successifs qu'on pourrait comparer à un mouvement de dislocation; bientôt après, de vives

---

[1] Humboldt, *Expériences sur le galvanisme.* Paris, 1799.

commotions accompagnées de détonations assez sensibles, se font entendre dans l'appartement, quand les portes sont fermées. On a vu la table en question, dégagée du point d'appui contre le mur, se mouvoir seule et comme poussée par une force répulsive, reculer et parcourir progressivement par petites secousses, l'espace d'environ un pas. On a cherché à expliquer ce phénomène en disant que les deux jeunes personnes dont il s'agit sont douées de la propriété d'un fluide électrique spontané à un degré inconnu jusqu'à nos jours et qui ne pourrait se comparer qu'à la dose de la bouteille de Leyde.

Le 15 janvier 1846, dans le village de Bouvigny près de la Ferrière (Orne), une jeune fille de treize ans nommée Angélique Cottin, petite, robuste, mais extrêmement apathique au physique et au moral, présenta tout à coup des phénomènes étranges; les objets touchés par elle ou ses vêtements, étaient violemment repoussés; parfois même à sa seule approche, des commotions étaient ressenties par les personnes, et on voyait s'agiter les meubles et les ustensiles. Cette propriété subsista avec des variations dans son intensité et des intermittences parfois de deux ou trois jours, pendant un mois à peu près, puis s'en alla inopinément comme elle était venue. Elle fut constatée par un grand nombre de personnes dont quelques-unes soumirent la jeune fille à de véritables expériences et consignèrent leurs observations dans des procès-verbaux qui ont été recueillis et publiés par le docteur Tanchou[1]. Une note fut rédigée par ce même auteur ; elle fut lue à l'Académie des sciences le 17 février 1845, par Arago, qui avait été lui-même témoin oculaire des faits. Arago avait constaté à l'Observatoire, en présence de MM. Mathieu, Laugier et Guyon, les phénomènes suivants : La jeune fille ayant présenté sa main à une feuille de papier placée sur le bord d'une table, cette feuille avait été vivement attirée par ses mains. S'étant approchée du guéridon et l'ayant effleuré de son tablier, ce guéridon avait été repoussé. S'étant assise sur une chaise et ayant posé ses pieds par terre, la chaise fut projetée avec violence contre le mur, tandis que la jeune fille était jetée d'un autre côté. Cette dernière expérience, recommencée plusieurs fois, réussit toujours. Ni Arago, ni MM. Guyon et Laugier ne purent maintenir la chaise immobile. M. Guyon s'étant assis d'avance sur la moitié de la chaise qui allait être occupée par Angélique, fut renversé au moment où celle-ci vint partager la chaise avec lui.

Un cas remarquable a été observé en 1858, par le docteur Pineau, médecin aux Péluies (Cher), sur une jeune fille, Honorine Seguin, âgée de treize ans et demi, qui demeurait à la Haye (Indre-et-Loire). Les phénomènes se produisirent inopinément au commencement de décembre 1857, augmentèrent d'inten-

---

[1] Tanchou, *Enquête sur l'authenticité des phénomènes électriques d'Angélique Cottin*. Paris, 1845.

sité pendant quelque temps, puis, finirent par disparaître, mais seulement au bout de deux ou trois mois.
M. Figuier[1] en a donné une relation où on lit :

« Quand le docteur fut arrivé, elle s'assit près de lui
sur une chaise et plaça près d'elle une autre chaise,
en contact avec le bord inférieur de sa robe qui
traînait sur le parquet. Après une demi-heure d'attente, on vit ses jupons se gonfler et s'appliquer sur
l'un des barreaux de la chaise vide, qui fit aussitôt
un léger mouvement de rotation, accompagné d'un
craquement caractéristique. A partir de ce moment la
chaise parut obéir à tous les ordres qu'il plut à
Honorine de lui adreser.

« Elle tournait en glissant sur le parquet, elle frap-
pait le nombre de coups demandés, elle se soulevait
sur deux pieds et y restait en équilibre, elle battait
la mesure pendant qu'Honorine chantait, enfin elle
se renversait avec violence.

« Si l'on approchait alors la main du jupon, il
perdait aussitôt son état de rigidité, mais un instant
après, on le voyait se gonfler de nouveau, s'approcher
de la chaise et y adhérer comme s'il avait été attiré
par une force analogue à celle de l'électricité. Pendant
toute l'expérience, qui dura deux heures, les pieds et
les mains de la jeune fille restèrent immobiles et en
évidence, ce qui éloigne tout soupçon de supercherie
de sa part. Au reste, cette supposition paraît entière-

____

[1] Figuier, *Histoire du merveilleux*, t. IV, p. 211-214.

ment inadmissible à l'observateur, qui mit, ainsi que les personnes présentes, la plus minutieuse attention à surveiller les mouvements du sujet. »

Quand le Dr Pineau se décida à étudier les propriétés d'Honorine Seguin, le 10 janvier 1858, elles se trouvaient déjà dans leur période de décroissance; depuis treize jours déjà, elles ne s'étaient point manifestées, et il fallut un effort prolongé de la part du sujet pour les faire reparaître. Un appareil composé de deux boules de sureau suspendues à un fil de soie ne fut nullement influencé au moment où le jupon renversait une chaise fort pesante.

Tout récemment, M. le Dr Féré (de la Salpêtrière) a eu l'occasion de soigner une jeune dame de vingt-neuf ans, présentant des propriétés analogues, mais à un bien moindre degré.

« Les doigts de Mme N..., dit-il [1], attirent les corps légers, tels que fragments de papier, rubans, etc. Ses cheveux non seulement donnent des étincelles au contact du peigne, mais sont des plus rebelles à cause de la tendance qu'ils ont à se redresser et à s'écarter les uns des autres; quand son linge est approché de sa peau, sur quelque partie du corps que ce soit, il se produit une crépitation lumineuse et les vêtements adhèrent fortement au corps : quelquefois cette adhérence est si intense qu'elle entrave les mouvements. Lorsqu'on prie Mme N... de frotter une

---

[1] Féré, *Le Progrès médical*, 1884.

douzaine de fois avec ses deux mains une étoffe de laine, ou simplement une serviette étendue sur un meuble de bois (corps isolant très imparfait), l'étoffe chargée d'électricité adhère fortement au meuble, et on peut en tirer des étincelles d'un centimètre de longueur.

« Cette apparente production anormale d'électricité varie : Mme N... produit des décharges plus intenses, à la suite d'émotions morales vives ; elle a remarqué que la crépitation s'exagérait par exemple lorsqu'elle venait d'entendre un morceau de musique qui l'avait vivement émue ; le crépitement se manifestait alors sur tout le corps, mais particulièrement aux jambes, et provoquait une sensation de picotement des plus désagréables. Les temps secs favorisent ces phénomènes électriques qui sont surtout intenses au moment des gelées ; les temps humides ou brumeux produisent un effet contraire. Mme N... est prévenue quelquefois plusieurs jours d'avance, d'un changement de temps, par la modification de sa tension électrique qui est nulle par les temps de pluie et de vent du sud.

« La tension extrême coïncide avec un état d'excitabilité très nettement apprécié par la malade qui est fort intelligente et se rend compte de tous les détails de sa situation. Lorsqu'au contraire sous l'influence de l'humidité de l'atmosphère, la tension diminue, il y a sensation de lassitude générale ; d'ailleurs lorsque Mme N... s'est déchargée par le frottement d'une partie du corps, elle éprouve comme un épuisement de cette partie, une fatigue pénible. Il convient de remarquer que Mme N... a la peau extrêmement sèche, tellement que ses jambes gerçent au moindre froid.

« Nous avons pu à diverses reprises nous assurer à l'aide de l'électromètre à boule de sureau, que Mme N... est chargée d'électricité positive. »

M. Amat, qui habite le sud de l'Algérie, a souvent observé que, pendant les chaudes et sèches journées d'été, les crins de la queue des chevaux se repoussent mutuellement et divergent ; ils produisent des étincelles quand on les caresse avec la main. Il a constaté que l'électricité contenue dans ces crins était positive.

Ce même phénomène se reproduit assez souvent dans les pays du nord quand on étrille les chevaux par un temps sec et froid ; c'est ce qui a donné lieu à la vieille croyance des esprits follets, se prenant d'affection pour certains de ces animaux. C'est encore à un dégagement d'électricité qu'il faut attribuer la phosphorescence de l'enfant de Saint-Urbain et les auréoles qu'on a vu quelquefois entourer la tête de certains mystiques.

L'abbé Nollet[1] dit que l'on peut arriver avec certains chats et un temps très favorable, en se tenant sur une substance isolante, à éprouver la commotion caractéristique de la bouteille de Leyde, en frottant d'une main le dos du chat et en portant, quel-

---

[1] Nollet, *Traité de physique*, t. VI, p. 484.

que temps après, un doigt de l'autre main devant le nez de l'animal.

De nombreux ouvrages font encore mention de phénomènes analogues.

Le célèbre Kerner a raconté la vie de la voyante de Prévorst[1]. En 1801 naquit à Prévorst, village des montagnes du Wurtemberg, dont la plupart des habitants présentent des accidents nerveux tels que la danse du Saint-Guy, une fille qui devint célèbre dans les annales du magnétisme. Elle était sensible à l'action des différents rayons du spectre, du cristal de roche, du laurier, de l'aimant et de la plupart des métaux. On tirait de son corps des étincelles pendant les orages. Elle s'enfonçait très difficilement dans l'eau et ses membres semblaient acquérir dans un bain comme les propriétés insubmersibles du liège[2]. On vit se manifester chez un même sujet à Bergzabern, près de Wissembourg, dans le Palatinat, tous les phénomènes déjà signalés ; tapage à ébranler la maison, bouleversement des meubles, objets lancés au loin par une main invisible, vision et apparition, somnambulisme et extase, catalepsie, *attraction électrique*, cris et sons aériens, instruments jouant sans contact, communications intelligentes, etc. Les faits se pro-

---

1 Kerner, *La voyante de Prévorst* (*Revue des Deux Mondes*) juillet 1842. *Revue britannique*, février 1848. — Goupy, *Les Tables parlantes*, 1855.

2 On sait, ajoute M de Rochas, que les sorcières passaient autrefois pour insubmersibles et subissaient l'épreuve par l'eau.

duisirent pendant près de deux ans et furent observés par un très grand nombre de témoins.

On peut encore consulter l'histoire du presbytère de Cideville (Seine-Inférieure)[1]; celle de la petite Espagnole de douze ans à Bayswater[2]; celle de la servante de Saint-Quentin[3]; celle d'Aldolphine Benoît, (de Guillonville), âgée de quatorze ans et observée par M. Larcher, médecin de Sancheville[4]; celle de la servante du fermier de Clairefontaine près de Rambouillet[5].

Ces phénomènes électriques se produisent presque toujours chez des jeunes filles dont l'organisation subit une crise. Ils méritent un sérieux examen et nous ne doutons pas que bientôt l'occasion se présente de les étudier avec tous les soins que mérite une question aussi curieuse.

M. Ziegler, de Genève, s'est occupé depuis plusieurs années d'effets physiologiques qu'on peut produire avec l'électricité unipolaire et avec l'aimant[6]. Il dit avoir constaté qu'un barreau aimanté produit à distance certains effets déterminés sur des animaux (lapins); lorsque ce barreau est combiné avec un second barreau également aimanté, les effets physiologiques produits sont différents suivant les angles dans

[1] De Mirville, 1851.
[2] Douglas Jerrold, 26 mars 1847.
[3] *Gazette des tribunaux*, 20 décembre 1849.
[4] *Abeille de Chartres* 11 mai 1849.
[5] *Revue française*, décembre 1846.
[6] Ziegler, *Rayonnement magnétique. Congrès d'Alger*, 1881.

lesquels ces barreaux se croisent; l'un de ces barreaux peut être remplacé par le magnétisme terrestre. De ces expériences, M. Ziegler conclut que le magnétisme terrestre présente un rayonnement semblable à celui de la lumière ou de la chaleur; que ces rayons se réfractent en traversant certains corps tels que le cristal et le fer. En projetant les rayons magnétiques concentrés par une lentille de fer doux sur le cœur d'un lapin, on produit des perturbations dans la circulation, tandis que les intestins présentent des mouvements péristaltiques violents lorsqu'on place le lapin dans le foyer par la région gastrique.

M. Karl Vogt a constaté lui-même les effets de cette dernière expérience. Quant aux vues théoriques et aux autres conséquences que l'on pourra déduire de ces expériences, il se réserve entièrement, mais il est possible, dit-il, que la voie ouverte par M. Ziegler, conduise à des résultats qui intéressent à la fois la physique, la physiologie et la médecine.

M. Crowkes a essayé de démontrer que certaines personnes peuvent donner naissance à une force particulière, capable d'agir à distance et sans intermédiaire visible, sur des objets inanimés. Il a donné à cette force le nom de *force psychique* et en a constaté l'existence et même les variations, à l'aide d'appareils de physique, balances, enregistreurs. Il nous paraît difficile d'admettre la réalité de cette force, telle que l'entend Crowkes; et s'il existe, comme nous sommes disposés à l'admettre, une force particulière, ce n'est pas le nom de psychique qui lui conviendrait.

Enfin M. Alliot analysant dans un livre récent [1], les phénomènes que nous avons découverts, propose de les expliquer par la théorie électrique.

Dans une conversation avec nos collègues de l'École de médecine, MM. Bodet et Rochard, à propos de tous les faits cités, il nous est venu à l'esprit que nous pourrions trouver chez l'homme des organes analogues à ceux de la torpille.

Voici à ce sujet la note que nous ont remise MM. Bodet et Rochard : « L'analogie des muscles et des organes électriques, fort intéressante quoique fort incomplète et bien obscure encore, est mise en relief par la comparaison de leur structure anatomique et de leur fonctionnement physiologique.

« *a*. Comme le muscle, l'organe électrique est formé d'une substance demi-liquide, sirupeuse, contenue dans des espaces séparés les uns des autres par le sarcolemme, enveloppe élastique, pour la fibrille musculaire ; par des cloisons prismatiques disposées en rayons de ruche, pour l'organe électrique. Dans l'un comme dans l'autre organe, la partie active se présente donc sous forme de petites colonnes, cylindriques ou à pans, isolées les unes des autres par des cloisonnements.

[1] E. Alliot, *La Suggestion mentale et l'Action à distance des médicaments.* J.-B. Baillière et Fils. Paris, 1886.

« Le diaphragme de substance conjonctive à travers lequel pénètre l'élément nerveux dans l'organe électrique a été comparé, sinon assimilé, par Ranvier lui-même, à la plaque terminale motrice du muscle strié.

« La localisation cérébrale de l'innervation motrice se retrouve aussi et d'une façon autrement nette pour l'innervation électrique, puisqu'il existe, pour cette dernière, deux lobes cérébraux distincts, d'où partent les nerfs spéciaux très volumineux de l'appareil électrique. Chez quelques poissons munis de cet appareil, il existe cependant une autre disposition : les nerfs électriques seraient fournis par la première paire rachidienne. N'est-ce pas là une analogie de plus, et comme une transition entre la disposition si nette que nous venons d'indiquer, et la complication si longtemps inextricable, et mal connue encore, des rapports entre les nerfs musculaires et l'encéphale ?

« *b*. Au point de vue physiologique, l'analogie est plus frappante encore.

« Comme l'irritabilité musculaire, l'irritabilité électrique est inhérente à l'organe, et indépendante de toute relation avec le système nerveux ou la circulation. Après la section de tous les nerfs et l'oblitération de l'artère nourricière par une injection au suif, l'excitation mécanique de l'appareil de la torpille peut encore donner des secousses. Il en est de même de l'excitation d'une partie entièrement détachée de cet appareil.

« Produite par l'excitation du nerf (excitation in-

directe), la décharge électrique se compose, comme
la contraction musculaire provoquée de la même
façon. d'une série de secousses fusionnées en tétanos.
Le fait a été démontré par le passage de cette décharge à travers un signal électrique de Deprez, ou
d'une façon plus saisissante encore, par son passage
à travers un téléphone. (Marey.)

« Produite par l'excitation directe de l'appareil lui-
même (excitation mécanique ou électrique), la décharge a été reconnue comme formée d'autant de
secousses qu'on avait appliqué d'excitations; à une
excitation unique a correspondu un fluide électrique
unique, ne donnant qu'une seule ondulation du signal
de Deprez, ou qu'une secousse simple dans une patte
galvanoscopique.

« Cette dernière expérience de la secousse induite
par une décharge a même permis de reconnaître que
cette décharge, comme la secousse musculaire, présente un temps perdu d'excitation latente, en tout
comparable au temps perdu du muscle et d'une durée
à peu près égale. Cette expérience extrêmement importante est très simple à réaliser. On mesure le temps
perdu d'un muscle gastrocnémien d'une grenouille,
qu'on excite par un courant de pile, je suppose, et
on le trouve égal à $0'',01$. Puis on dispose ce muscle
de manière à l'exciter par la décharge d'un appareil
de torpille. On excite alors ce dernier appareil, et on
trouve qu'entre cette excitation et la contraction du
muscle, l'intervalle a été d'un peu moins de $0'',02$. Le

temps perdu du muscle étant resté de 0″,01, ce qui manque, c'est-à-dire un peu moins de 0″,01, représente le temps perdu de l'organe électrique.

« Les diverses influences qui modifient en plus ou en moins l'excitabilité musculaire agissent dans le même sens sur l'excitabilité électrique : telles sont la température, la fatigue, les poisons convulsivants, etc.

« On ne peut nier l'intérêt et l'importance que présente un pareil ensemble d'analogies. »

Pendant longtemps on a cru que les propriétés magnétiques appartenaient au fer ou à l'un de ses oxydes, mais on a reconnu que ces propriétés se manifestaient dans tous les corps à des degrés divers. Le magnétisme des végétaux n'est plus mis en doute, et tous les ouvrages de botanique indiquent que l'électricité favorise la germination.

C'est Nobili qui, en 1827, établit pour la première fois, d'une façon bien nette, l'existence d'un courant propre dans l'organisme animal.

Préparant à la manière de Galvani une patte postérieure de grenouille avec ses nerfs et la faisant plonger par ses extrémités dans deux capsules remplies d'eau pure ou mieux d'eau salée, Nobili reconnut que si l'on plongeait dans chacune de ces capsules, les deux extrémités du fil d'un galvanomètre, l'aiguille de celui-ci accusait constamment l'existence d'un courant dirigé dans la patte postérieure de la grenouille, des pieds à la tête ou des muscles aux nerfs.

En opérant à diverses époques de l'année ou en agissant sur des grenouilles refroidies préalablement, Matteucci [1] a constaté l'influence considérable exercée par la température sur l'activité du courant musculaire. Le froid fait cesser presque complètement ce courant.

D'après Claude Bernard [2], l'électricité se produit chez tous les animaux et dans tous les muscles, sans distinguer sous ce rapport entre ceux de la vie animale et ceux de la vie organique : le cœur est électrisé positivement à sa pointe et négativement à sa base ; par suite, il est constamment traversé par un courant.

M. du Bois-Reymond a établi, à l'aide d'un appareil spécial et d'un galvanomètre extrêmement sensible, des lois bien définies. Toutes ses observations démontrent qu'un muscle contracté est toujours négatif par rapport à un muscle non contracté.

M. Hermann a tout récemment réalisé [3] une expérience intéressante. Il avait placé quelques têtards âgés de quatorze jours dans un bocal plat rempli d'eau mis en communication par deux électrodes en zinc avec une pile de vingt éléments zinc-charbon. Dès que le courant passa, les têtards entrèrent dans une agitation très vive, qui cessa dès qu'ils eurent

---

[1] *Traité des phénomènes électro-physiologiques.* Paris, 1844.

[2] *Leçons sur les propriétés des tissus vivants.* Paris, 1866.

[3] *Cosmos.* Numéro du 9 avril 1836.

tous pris une direction bien déterminée ; leur tête était alors tournée vers le pôle nord et leur queue vers le pôle sud. Les mouvements désordonnés recommencèrent avec la même force dès qu'on eut arrêté le passage du courant, et la même succession de phénomènes se reproduisit à volonté.

On sait qu'il existe plusieurs espèces de poissons électriques tels que la torpille commune sur les côtes de France, la gymnote ou anguille de Surinam très répandue dans l'Orénoque et ses affluents, le silure qui se trouve dans le Nil et au Sénégal, le tétrodon et le trichiure qui habitent la mer des Indes. La gymnote est le plus grand ; Humboldt en a vu qui avaient près de $2^m,50$ de long et dont la commotion pouvait renverser un cheval.

Tous ces poissons ont la peau dépourvue d'écailles et couverte d'une mucosité qui, d'après Volta, conduit l'électricité mieux que l'eau.

Ils possèdent un organe particulier composé de deux masses en forme de haricot aplati, disposées symétriquement de chaque côté de la tête contre les branchies. Chacune de ces masses est formée de tubes prismatiques accolés les uns aux autres comme les alvéoles des abeilles et divisés transversalement par des cloisons membraneuses très rapprochées constituant des cellules remplies d'une substance semi-fluide formée de gélatine et d'albumine. Ces tubes s'étendent dans la torpille de la face dorsale à la face ventrale de l'animal, occupant ainsi toute son épaisseur ; dans la gymnote et le silure, ils sont, au contraire, disposés longitudinalement.

De gros troncs nerveux partent d'un organe situé entre les deux lobes du cerveau, auxquels on a donné le nom de lobes électriques ; ils se ramifient dans chacune des masses dont il vient d'être question, et les dernières ramifications s'étalent en éventail sur les cloisons transversales des prismes.

Galvani et Spallanzani ont reconnu que si l'on coupe ou si l'on comprime par une ligature l'un des rameaux, on paralyse la puissance électrique de la partie à laquelle ce rameau correspond. D'autre part, un fragment de l'organe détaché du corps dévie un rhéomètre sensible pendant plus de vingt-quatre heures. On en a conclu que chaque cellule constituait une source d'électricité indépendamment de l'action du cerveau, dont le rôle serait de mettre en communication les différents éléments pour en multiplier l'effet. Le lobe et les nerfs électriques n'ont qu'une seule fonction, celle de donner la décharge ; en cela, ils ressemblent aux nerfs des organes des sens.

La décharge des poissons électriques possède à la fois les propriétés des décharges statiques, des courants voltaïques et des courants induits. Ainsi leur électricité possède, comme l'électricité statique, la propriété de traverser les liquides et même les corps faiblement conducteurs ; elle donne, par sa décharge à travers une chaîne d'individus se tenant par la main, la secousse caractéristique de la bouteille de Leyde, et

on a pu la recueillir dans l'électroscope à feuilles d'or
ainsi que dans un condensateur ordinaire. On a pu
aussi, comme avec le courant d'une pile, obtenir des
décompositions chimiques, la déviation de l'aiguille
aimantée, l'aimantation d'aiguilles d'acier placées dans
une spirale en laiton traversée par la décharge, et
enfin la production d'étincelles en rompant, par le
frottement d'un fil conducteur sur une lame, le courant électrique de l'animal. Enfin en faisant passer la
décharge dans les muscles, on a vu qu'elle agissait
comme le ferait une série de courants induits successifs en provoquant le tétanos musculaire ; et ceux
qui se sont trouvés à l'épreuve ont ressenti un fourmillement douloureux identique à ceux que produisent ces mêmes courants.

On peut toucher impunément une torpille même
excitée, avec des corps mauvais conducteurs ; il suffit,
pour qu'on soit à l'abri de tout effet, de la plus légère
solution de continuité dans un bon conducteur,
comme d'un simple trait fait à la pointe d'un canif
dans une lame d'étain collée sur un bâton de verre.

Humboldt a constaté que les poissons électriques
produisent un effet quatre fois plus fort dans l'air
que dans l'eau.

Il a reconnu également « qu'il y a des personnes
qui sont, dans tous les instants ou dans des circonstances particulières, insensibles à l'influence des poissons électriques, qu'il en est aussi d'isolantes pour le
fluide galvanique ».

L'état électrique de leur corps correspond à la direction des prismes de leur organe : dans la torpille, le dos est positif par rapport au ventre ; dans la gymnote, c'est la tête qui est positive par rapport à la queue.

On peut aimanter une aiguille de fer doux en la plaçant près d'un nerf de la torpille, et perpendiculairement à sa direction, puis en déterminant des contractions musculaires par l'irritation de la moelle épinière, ce qui revient à dire qu'on a déterminé ainsi la formation d'un courant dans le nerf.

Chez l'homme vivant, on arrive à constater l'existence des courants musculaires de la manière suivante : on plonge les doigts des deux mains dans deux vases pleins d'eau salée communiquant avec le galvanomètre par l'intermédiaire de deux lames de platine. Quand l'aiguille est fixe, on contracte aussi fortement que possible les muscles de l'un des bras en ayant soin de ne pas remuer les doigts. On la voit alors dévier en indiquant constamment un courant dirigé, dans le galvanomètre, du vase qui est au bout du bras non contracté vers le vase opposé. Cette expérience a été faite pour la première fois par du Bois-Reymond ; on peut la reproduire plus simplement en tenant dans les mains deux poignées de cuivre, comme celles qui servent pour les secousses physiologiques, reliées au galvanomètre. L'aiguille ne tourne ainsi que de 2 ou 3° ; mais si l'on emploie, comme M. Buff, une chaîne de seize personnes se tenant par les mains mouillées, on obtient une déviation de 10 à 12°, quand elles contractent le même bras. M. du Bois-Reymond a même pu produire à lui seul une déviation de 60 à 70° en enlevant au moyen de vésicatoires appliqués sur la face dorsale des bras, l'épiderme mauvais conducteur et mettant les parties ainsi dénudées en contact avec les deux lames du galvanomètre, avant de produire la contraction.

M. Marey a aussi constaté que le fonctionnement de l'appareil électrique présente avec celui de l'appareil musculaire la plus grande analogie. Comme lui, il dépend de la volonté de l'animal qui peut donner une décharge forte ou faible, courte ou prolongée, absolument comme on peut exécuter un mouvement énergique ou modéré, bref ou de longue durée. Cette décharge se produit à l'aide d'un organe spécial exactement de la même manière que le mouvement se produit par l'action d'un autre organe spécial, les muscles. De part et d'autre, des nerfs émanant des centres nerveux apportent à l'organe d'exécution l'excitation qui provient de ces centres et cela avec un retard qui est sensiblement le même [1].

Enfin une autre et puissante analogie serait tirée du phénomène de l'aimantation d'un objet en acier par le contact des névrosiaques. Despine, d'Aix, aurait observé l'aimantation spontanée de plusieurs petits

---

[1] Chez tous les animaux, les muscles sont mauvais conducteurs de l'électricité et ce sont les nerfs qui servent à transmettre les courants à travers le corps.

instruments dont se servait une dame cataleptique dans les jours qui précédaient ses grandes crises nerveuses. Burdach cite le cas d'une personne qui attirait un pôle de l'aimant avec le pouce et le repoussait avec un autre doigt de la même main.

Lafontaine affirme qu'il a obtenu maintes fois les résultats suivants :

Un barreau de fer doux placé horizontalement et magnétisé par des passes, sans y toucher, peut arriver à repousser de plus de 20°, une aiguille aimantée.

Un barreau de fer aimanté peut être rendu neutre par des passes.

Un verre d'eau peut être magnétisé de manière à donner une déviation de plus de 20° à l'aiguille d'un rhéomètre dont les rhéophores sont terminés par des pointes en platine qui plongent dans l'eau du verre.

On sait, enfin, qu'un très grand nombre de personnes éprouvent la sensation d'un courant d'air quand on promène l'un ou l'autre des pôles d'un aimant à quelque distance de la paume ou du dos de leur main, surtout si cette main est mouillée.

M. A. de Rochas a entrepris des expériences fort intéressantes sur les courants internes du corps humain et sur la force rayonnante. D'après ce savant auteur, si l'on fait passer, à travers le corps d'un sujet, le courant donné par un ou deux éléments de pile, tels que ceux qui sont employés aujourd'hui par les sonneries électriques, on constate que ce courant produit des effets différents, suivant : 1° sa direction dans

le corps du sujet ; 2° l'orientation du sujet ; 3° la sensibilité du sujet. Il admet que les contractures se produisent quand on fait passer dans les muscles un
courant artificiel dirigé en sens inverse du courant
naturel et d'intensité convenable (égale à celle de ce
courant), et qu'un courant dirigé de façon à amener
la contracture dans les muscles provoque l'hypnose
quand il est appliqué au crâne. Mais, comme il le
reconnaît lui-même, les observations de ce genre sont
extrêmements délicates, car les courants peuvent être
modifiés par mille influences.

Tels sont les faits principaux que nous avons recueillis. De leur ensemble ressort déjà cette conclusion
que de tout temps les observateurs ont été amenés à
admettre implicitement l'existence dans l'organisme
vivant d'une force particulière que chacun interprète
et nomme à sa manière, mais que la plupart tendent à rattacher, à comparer au moins, aux phénomènes de l'électricité.

L'histologie et la physiologie contemporaines ne
font pas exception. En assimilant le muscle à l'appareil de la torpille, celui-ci n'étant du reste qu'un
analogue de la pile de Volta, elles nous permettent
d'y rechercher l'explication d'un champ électrique
autour de l'organisme vivant.

On constate le champ de l'aimant par l'attraction
du fer, celui du courant électrique par l'induction ;
on explique par l'éther les phénomènes lumineux ;
de même on peut expliquer par l'hypothèse d'un

champ magnétique enveloppant l'organisme animal
les phénomènes produits à distance sur cet organisme
par les diverses substances.

Cette zone existe sans doute chez tous les individus,
avec des différences considérables de puissance, et
atteindrait son maximum d'impressionnabilité dans
certains états morbides, l'hystérie et le somnambulisme provoqué. Dans ces conditions, l'action des
médicaments à distance trouverait son explication :
les médicaments vibrent dans le champ du corps
humain; celui-ci est impressionné et manifeste son
impression par un acte physiologique spécial en
rapport avec la substance présentée.

Nous citerons, comme exemple des effets à distance, les expériences suivantes :

1° Dans une pile le circuit est fermé; on inter-
rompt le courant à des intervalles plus ou moins rap-
prochés. Dans ces conditions, si l'on approche du
circuit une bobine d'induction en rapport avec un
téléphone, on perçoit nettement les interruptions du
courant. Le fait curieux, c'est que la bobine d'induction est ainsi actionnée à une distance de plusieurs
mètres, même à travers un mur et sans que la pile ait
une grande intensité. Donc, le champ électrique provoqué par le passage du courant dans le fil est considérable.

2° Avec un morceau de drap, on frotte un bâton
d'ébonite et on peut constater avec un électromètre
de Thomson, l'existence d'un champ électrique enve-

loppant le bâton et s'étendant à une très grande distance; c'est ainsi qu'à deux mètres, l'aiguille d'aluminium de l'instrument est influencée.

Ces expériences peuvent nous donner une idée de la manière dont se produit l'action des substances actives à distance de la surface du corps humain.

Le muscle serait une pile disposée en tension, dont le courant extérieur aurait pour conducteurs les fibres nerveuses[1]; le courant crée autour des conducteurs un champ électrique dont l'étendue est naturellement en rapport avec l'intensité de la pile.

Ce champ électrique est traversé par des lignes de force. Placés en dehors de l'organisme, mais à son voisinage, un métal, un aimant, une autre substance peuvent agir sur ces lignes de force et par cela même produire une perturbation des courants soit intérieurs à la pile musculaire, d'où naîtraient des contractions; soit extérieurs à la pile, c'est-à-dire dans les nerfs, d'où apparaîtraient des phénomènes nerveux variés.

Cette théorie pourra ouvrir la voie à des recherches probantes sur des actions analogues à celles du champ électrique ou du champ magnétique.

---

[1] Les physiologistes sont sans cesse obligés de revenir à la comparaison du nerf avec un conducteur d'électricité. Dans une récente discussion sur la suture des nerfs, M. Le Fort y était ramené par la contradiction entre l'observation clinique qui montre le retour de la sensibilité quelques minutes après la suture et l'observation anatomique qui ne peut découvrir la continuité de la fibre nerveuse dans la cicatrice. (*Société de chirurgie*, 1er juin 1887.)

Une hypothèse est toujours plausible quand elle n'est pas contraire aux lois de la nature et qu'elle explique tous les faits.

On tend aujourd'hui à expliquer tous les phénomènes physiques par des vibrations ; il n'est donc pas irrationnel d'admettre qu'une vibration parte d'un métal ou d'une substance médicamenteuse pour aller impressionner le champ électrique d'un organisme préparé à recevoir cette impression.

Telle est la théorie qui nous paraît expliquer le mieux les phénomènes à distance. Elle a, à nos yeux, l'immense avantage de trouver dans le monde physique de nombreuses et profondes analogies et de rentrer dans les lois des forces universelles de la nature.

Ajoutons que nous avons adopté le nom de *force magnétique* comme le plus large d'acception et le seul qui ait été employé pour exprimer des actions à distance, d'abord l'action de l'aimant, plus tard celle de deux organismes vivants s'impressionnant l'un l'autre. Pour nous ce serait en outre l'action à distance de toutes les substances possédant une action physiologique.

TROISIÈME PARTIE

APPLICATIONS

Il était pour nous de la plus haute importance de savoir si les phénomènes que nous venions de constater pouvaient avoir une utilité thérapeutique. Au début, nous avions bien vu le camphre et le valérianate d'ammoniaque produire des actions calmantes; cette constatation nous faisait entrevoir que nous pourrions dans la pratique journalière obtenir des résultats favorables. Nous allons voir que notre espérance n'a pas été déçue, car nous pouvons dès maintenant signaler les applications immédiates de la méthode nouvelle. Mais il était aussi très intéressant de rechercher dans les auteurs anciens si l'on n'aurait pas déjà utilisé cette méthode sans la connaître... C'étaient des pratiques empiriques, il est vrai, mais pourtant il est bon de les enregistrer et de les rapprocher de nos expériences, car beaucoup de faits inexplicables en apparence, peuvent recevoir une facile interprétation. Ainsi il est une coutume assez répandue, c'est l'emploi de la cire à cacheter pour calmer les douleurs névralgiques. Il était impossible jusqu'à présent d'accepter cette pratique ; on ne voyait pas la raison d'une action réelle. La cire à cacheter est un composé de résines très actives qui peuvent produire une action à l'extérieur bien manifeste et à rapprocher de celle des métaux et autres substances.

Nous allons donc étudier les applications anciennes et les applications nouvelles de la médication à l'extérieur.

CHAPITRE VIII

DOCUMENTS ANCIENS

Les trucs des anciens oracles. — Effets des émanations, onctions et ingestion de certaines plantes : inspirations prophétiques; délire, hallucinations; métamorphoses. - Essai de pharmaco-magnétisme du Dr Viancin.

Nous avons cherché dans les auteurs anciens et modernes si nous ne trouvions pas des faits analogues à ceux que nous venions de constater. Il était aussi intéressant de savoir si la légende et l'histoire ne rapportaient pas des exemples pouvant se mettre d'accord avec nos expériences.

Nous avons vu les phénomènes psychiques produits par les substances les plus diverses, et à ce titre la question si ancienne des oracles devait venir à notre esprit.

Ces opérations divines s'accomplissaient après certains détails de cérémonies et suivant des rites où les plantes jouaient un grand rôle. Les anciens avaient consacré, pour ainsi dire, la connexité du laurier et de l'enthousiasme poétique par la fable d'Apollon et de la nymphe Daphné.

Diodore de Sicile dit que l'oracle de Delphes fut découvert par des chèvres qui, s'étant approchées d'une ouverture pratiquée dans la terre, firent des bonds si extraordinaires, que le pâtre ayant regardé au-dessus de ce trou d'où s'exhalaient des vapeurs (probablement du gaz sulfhydrique), fut saisi de délire et prophétisa. Les personnes qui voulaient respirer trop souvent cette vapeur prophétique périssaient. Enfin un collège de prêtres s'empara de cet endroit et confia l'oracle à une femme. On la faisait asseoir sur un trépied suspendu au-dessus de cette espèce de gouffre, et elle entrait bientôt dans la torpeur, puis dans un délire prophétique.

On voit que la cause de l'état extatique était un excitant du système nerveux qui déterminait la crise sur les individus prédisposés.

M. A. de Rochas nous a fourni, à ce sujet, les renseignements les plus complets et les plus intéressants. Ce savant chercheur a étudié les applications que les anciens avaient su faire de leurs notions scientifiques. Relevant principalement dans ses ouvrages[1] ce qui a trait aux pratiques des prêtres païens quand ils rendaient des oracles, nous en détachons le passage suivant qui nous intéresse particulièrement.

---

[1] A. de Rochas, *Les trucs des anciens oracles (La Nature,* du 25 novembre 1885)

« Dans l'origine, les oracles étaient rendus par des sujets (ainsi qu'on le dirait aujourd'hui), jouissant de la propriété de surexciter leurs facultés mentales sous l'influence de causes internes ou externes. Chez les Germains, les femmes sacrées prophétisaient après s'être hypnotisées en contemplant fixement les tourbillons formés sur le cours des fleuves. Dans l'Hindoustan, on admet comme prophètes ou *barvas*, ceux qui tombent en extase sous l'influence de la musique. A Didyme, avant de prophétiser, la prêtresse de l'oracle des Brahmides respirait longtemps la vapeur qu'exhalait une fontaine sacrée. L'oracle des Colophoniens, à Claros, était rendu par un prêtre qui s'y préparait en buvant de l'eau d'un bassin que renfermait la grotte d'Apollon et qui, au dire de Pline, était vénéneuse. Saint Jean Chrysostome a raconté de quelle manière étrange la Pythie s'exposait aux vapeurs de l'antre de Delphes ; on lui faisait en outre mâcher des feuilles et des fleurs de laurier. »

Plusieurs auteurs donnent la description de cette crise, et on voit presque toujours le laurier intervenir. Grâce à la complaisance de M. le commandant Albert de Rochas[1], qui a bien voulu nous communiquer plusieurs passages d'un livre encore sous presse, nous pouvons entrer dans le détail des cérémonies qui présidaient à ces opérations.

« D'après Plutarque, quand la Pythie voulait rendre

---

[1] A. de Rochas, *Les Forces non définies*. Paris, 1887.

des oracles, elle s'y préparait par le jeûne, par des ablutions dans l'eau de la fontaine *Castalie* et par des fumigations obtenues en faisant brûler du laurier et de la farine d'orge ; puis elle pénétrait dans l'antre sacré, revêtue de son costume de cérémonie, buvait de l'eau de la source *Cassotis*, mettait une feuille de laurier à sa bouche et, tenant à la main une branche du même arbuste, elle montait sur le trépied. C'est là que, saisie par le dieu et enivrée, dit-on, par les vapeurs qui sortaient des fentes du roc ouvertes au-dessous d'elle, elle tombait en extase et répondait aux questions qu'on lui posait.

« Le scoliaste d'Aristophane accuse d'une manière plus nette encore le rôle prépondérant joué par le laurier dans la production de l'éréthisme nerveux de la prêtresse, en ajoutant qu'elle secouait les lauriers qui se trouvaient près du trépied, et en énumérait les guirlandes et les couronnes de même nature prodiguées autour d'elle.

« L'oracle de Thèbes était desservi par de jeunes garçons, les *daphnéphores*, qui portaient des branches de laurier dans les cérémonies sacrées.

« On admettait, du reste, dans toute l'antiquité, qu'une branche de laurier, placée près de la tête pendant le sommeil, procurait des songes heureux. Certains devins portaient le nom de *daphnéphages* parce qu'ils se procuraient des visions prophétiques en mâchant des feuilles de laurier.

« Virgile nous dit qu'à Délos la voix prophétique

d'Apollon fut précédée par le tremblement du laurier sacré.

« En Syrie, dans le bourg de *Daphné*, existait un autre oracle célèbre du même dieu, avec une source appelée Castalie comme à Delphes. Saint Eustache, évêque d'Antioche au IVe siècle, rapporte qu'un souffle sortait de l'eau en bouillonnant, secouait le laurier et jetait les assistants dans le délire. L'empereur Adrien, n'étant encore que simple particulier, vint consulter cet oracle en trempant dans l'eau une feuille de laurier qu'il retira couverte d'écriture.

« Le nom même de laurier (δάφνη) désignait parfois la *divination* chez les Grecs ; dans les poètes latins on trouve accolées à ce nom les épithètes de *faticida*, *venturi prescia*.

« Suivant les uns, la fille du devin Tirésias s'appelait *Manto* ou *Daphné*. Elle ne fut pas moins savante que son père dans la *mantique* (art de deviner), et elle y fit de grands progrès dans son séjour à Delphes. Douée d'un talent merveilleux, elle rédigea un grand nombre d'oracles avec un soin tout particulier.

« Suivant les autres, Gæa (la Terre) avait pour interprète la nymphe Daphné, ou Daphnis, sa fille, qui s'était changée en laurier, par la grâce de sa mère, dans les bras amoureux d'Apollon, le dieu de l'inspiration et de la médecine.

« C'est donc bien comme *inspirateur*, et non comme purificateur, ainsi qu'on l'a dit quelquefois, que l'on faisait infuser le laurier dans l'eau des lustrations. »

M. de Rochas s'est demandé quelle était l'espèce de laurier dont parlaient les anciens. Les ouvrages de botanique indiquent généralement le laurier-sauce comme le laurier d'Apollon ; mais il a vainement recherché sur quoi était fondée cette opinion.

D'autre part, M. Foucart, directeur de l'École d'Athènes, lui écrit que le laurier-rose est très abondant en Grèce et que très probablement il n'y en a jamais eu d'autres à Delphes.

On remarquera que nous avons déterminé l'extase avec le laurier-cerise sans lui connaître cette propriété. Il est donc présumable que c'est bien le laurier-cerise qui jouissait des propriétés attribuées à l'arbuste divin. Il serait cependant utile, avant d'affirmer complètement la chose, comme le fait remarquer M. A. de Rochas, de faire des essais avec les essences du laurier-sauce et du laurier-rose. Nous savons bien que ces trois plantes, malgré la similitude des noms vulgaires, sont de familles botaniques toutes différentes. Ce qui pourrait nous faire supposer que la plante sacrée n'était ni le laurier-rose, ni le laurier d'Apollon, c'est précisément leur abondance en Grèce. Comme emblème divin, on ne choisit pas un objet vulgaire. Les Gaulois, nos ancêtres, recherchaient le gui du chêne, extrêmement rare, et dédaignaient le gui du pommier qui est très commun. De même, pour leur cérémonies religieuses, les Grecs pouvaient tirer de la mer Noire le laurier-cerise, qui n'existait pas sur leur sol.

Nous avons été singulièrement surpris de voir la valériane agir sur certains sujets comme elle le fait sur les chats. M. A. de Rochas pense que c'est peut-être cette action de la valériane qui a valu au chat la place considérable qu'il tient dans les annales de la sorcellerie.

« Bodin raconte que les sorciers qu'on brûla à Vernon, en 1566, s'assemblaient dans un vieux château sous des formes de chats. Quatre ou cinq hommes courageux résolurent d'y passer la nuit ; mais ils se trouvèrent assaillis par un si grand nombre de chats que l'un fut tué et les autres grièvement blessés. Les chats, de leur côté, n'étaient point invulnérables ; et on en vit plusieurs, le lendemain, qui, ayant repris leur figure d'hommes et de femmes, portaient les marques du combat qu'ils avaient soutenu.

« D'après le même auteur, trois sorcières, sous forme de trois grands chats, assaillirent un laboureur près de Strasbourg. Le laboureur se défendit énergiquement, blessa et chassa les chats qui se trouvèrent au lit, malades en forme de femmes blessées.

« Les sorcières d'Italie passaient pour se transformer en chattes et venir la nuit sucer le sang des enfants.

« On peut considérer enfin la fable de Lafontaine, *la Femme métarmophosée en chatte*, comme un dernier écho des croyances du moyen âge. »

On lit aussi dans les auteurs anciens quelques

anecdotes prouvant bien l'influence des emanations de certaines plantes sur le cerveau.

« On cite un certain nombre de faits prouvant que la jusquiame[1] provoque la colère. Le plus saillant est celui de deux époux qui vivaient depuis longtemps dans la plus parfaite harmonie ; il arriva un jour qu'ils se querellèrent dans la chambre où ils travaillaient ensemble ; ils eurent de fréquentes envies de se battre. Au sortir de leur travail, ils se regardèrent honteux et confus de leur emportement. Le lendemain et les jours suivants, mêmes dispositions à la rixe ; ils ne pouvaient rester une demi-heure dans cette chambre sans s'invectiver, se menacer. Les émanations qui s'échappaient d'un paquet de graines de jusquiame placé près d'un tuyau de poêle étaient la cause de ces querelles journalières.

« Debay[2] rapporte que deux individus, ayant respiré la fumée de graines de jusquiame que faisait brûler un pharmacien de Dresde, furent atteints, l'un d'aliénation mentale, l'autre de délire furieux, pendant plusieurs jours. »

L'ingestion et les onctions produisent aussi des phénomènes analogues.

M. de Rochas a prié un de ses sujets de mâcher quelques débris de racine d'*aconit* pour voir s'il pour-

---

[1] *Dictionnaire de médecine* de l'*Encyclopédie méthodique* (t. VII, article JUSQUIAME).

[2] *Les Parfums et les Fleurs*, p. 137.

rait reproduire les phénomènes ainsi décrits par van Helmont :

« J'étais persuadé que les poisons peuvent être des remèdes utiles lorsqu'on sait les doser et les appliquer à propos. Je voulus en conséquence faire des expériences sur le napel.

« En ayant préparé grossièrement une racine, je la goûtai du bout de la langue ; je n'en avalai point et je crachai beaucoup. Cependant, il me sembla d'abord que ma tête était serrée par un bandeau, et bientôt après il m'arriva une chose fort singulière et dont j ne connaissais aucun exemple.

« Je m'aperçus avec étonnement que je n'entendais, ne savais et n'imaginais plus rien par la tête, mais que toutes les fonctions qui lui appartiennent ordinairement étaient transportées autour du creux de l'estomac. Je le reconnus clairement, distinctement ; j'y fis la plus grande attention. Ma tête conservait le mouvement et le sentiment ; mais la faculté de raisonner avait passé à l'épigastre, comme si mon intelligence y eût établi son siège.

« Frappé d'admiration et de surprise de ce mode insolite de sensation, je m'étudiai moi-même avec soin ; je me rendis compte de ce que j'éprouvais, j'examinais toutes mes notions, et je reconnus que pendant tout le temps que dura cet état extraordinaire, mon intelligence avait bien plus de force et de perspicacité. Je ne puis expliquer par des paroles le sentiment que j'éprouvais. Cette clarté intellectuelle était accompagnée de joie. Je ne dormais point, je ne songeais point ; j'étais à jeun et ma santé était parfaite. J'avais eu quelquefois des extases, mais elle n'avaient rien de commun avec cette manière de sentir par l'épigastre qui excluait toute coopération de la tête. Je m'étonnais que mon imagination eût quitté le cerveau devenu oisif, pour exercer son activité dans la région épigastrique.

« Cependant ma joie fut un moment suspendue par l'idée que cette disposition pouvait me conduire à la folie. Mais ma confiance en Dieu et ma soumission à sa volonté dissipèrent mes craintes.

« Cet état dura deux heures, après lesquelles j'eus deux vertiges ; au premier, je sentis qu'il s'opérait un nouveau changement en moi ; et au second, je me trouvai dans l'état ordinaire.

« J'ai depuis essayé plusieurs fois de goûter du napel, mais je n'ai jamais pu obtenir le même résultat. »

M. de Rochas n'a rien pu obtenir au moyen de la mastication de quantités, très petites, il est vrai, de racines d'aconit, mais un paquet de feuilles sèches de cette plante placé sur la tête a provoqué des coliques en moins d'une minute.

« J.-B. Porta rapporte dans le chapitre de sa *Magie naturelle* consacré à la cuisine, que, sous l'influence de la *jusquiame*, de la *belladone* et du *stramonium* réduits en poudre et mélangés aux aliments, les convives s'imaginaient être transformés en bêtes ; on les voit faire les signes de brouter l'herbe comme les bœufs, nager comme les phoques, et barboter comme le feraient les canards et les oies dans les mares.

« Le haschisch peut produire des hallucinations analogues, et M. Motet raconte qu'à la suite d'une absorption de cette substance, il se crut tranformé en battant de cloche [1].

« Il est probable que les épidémies de zoanthropie qui ont été si fréquentes au moyen âge et même dans l'antiquité avaient souvent la même origine, et qu'on doit les rapporter à l'action de parfums, d'onctions ou de potions, quand elles n'étaient point dues à des accès d'aliénation mentale ou à de simples suggestions.

« Homère nous montre Ulysse et ses compagnons débarqués dans l'île d'Œa, mis à l'abri des enchantements de Circé par la vertu de l'herbe que lui donna Mercure.

« Virgile a vu, non pas une fois, mais bien souvent, les hommes transformés en loups par la vertu des plantes. Quant à Pline, il n'ose pas y croire ! »

Saint Augustin examine ces métamorphoses : « Dirai-je qu'il faut refuser toute croyance à ces prodiges ? Mais encore aujourd'hui, les témoins ne manqueront pas pour affirmer que de semblables faits ont frappé leurs yeux et leurs oreilles. N'avons-nous pas nous-même, pendant notre séjour en Italie, entendu

[1] Motet, *Société médico-psychologique*, séance du 10 mai 1886.

raconter, qu'en certaines parties de cette contrée, des femmes, des hôtelières initiées aux pratiques sacrilèges, recélaient dans un fromage offert à tels voyageurs qu'il leur était loisible ou possible, le secret de se transformer soudain en bêtes de somme qu'elles chargeaient de leurs bagages. Cette tâche accomplie, ils revenaient à leur nature ; et toutefois cette métamorphose ne s'étendait pas jusqu'à leur esprit ; ils conservaient la raison de l'homme, comme Apulée le raconte lui-même dans le récit ou la fiction de l'Ane d'or, quand un breuvage empoisonné l'a fait devenir âne en lui laissant sa raison.

« Un certain Præstantius racontait que son père ayant goûté par hasard dans sa maison de ce fromage empoisonné, il était demeuré sur son lit comme endormi, sans qu'il fût possible de l'éveiller. Revenu à lui-même, quelques jours après, il raconta comme un songe ce qui venait de lui arriver : il était devenu cheval et avait, en compagnie d'autres bêtes de somme, porté aux soldats des paquets de vivre ; le fait s'était passé comme il le racontait, et ce fait ne lui paraissait qu'un songe...

« Ces faits nous sont parvenus non sur l'attestation de gens quelconques à qui il nous semblerait indigne d'ajouter foi, mais d'hommes que nous jugeons incapables de nous tromper. Ainsi, ce que la tradition ou les monuments littéraires nous racontent des prestiges des dieux ou plutôt des démons, de ces métamorphoses habituelles d'Arcadiens en loups et des enchantements de Circé, tout cela a pu se faire de la manière que je viens de dire, si toutefois cela a eu lieu [1]. »

Quelle que soit l'opinion que l'on ait sur la réalité du sabbat, on ne saurait nier que les plantes peuvent avoir joué un rôle important dans la production des scènes infernales dont les sujets affirmaient la réalité au milieu même des tortures.

« On a composé des onguents avec les substances indiquées par eux, et on a constaté que les personnes qui s'en frottaient ne tardaient pas à s'endormir d'un sommeil factice tout agité de rêves conformes à leur préoccupations et dont ils conservaient le souvenir au réveil ; l'un des épisodes les plus constants de leurs songes était le transport à travers les airs. Ces onguents, dont Porta et Cardan ont donné des formules, différaient un peu suivant les pays, mais ils avaient pour bases essentielles des sucs de plantes, telles que l'ache, la jusquiame, la ciguë, le pavot, la belladone, la morelle furieuse, l'aconit, la berle, la quinte-feuille, la feuille de peuplier, combinées avec des substances étranges. »

Voici la recette et la théorie de Cardan [2].

« La mélisse donne une qualité d'esprit et rend l'homme joyeux, en chassant dehors chagrin et riote. Semblablement, mangée après le repas, elle faict les

---

[1] Saint Augustin, *De la cité de Dieu*, liv. XVIII, ch. LVIII.
[2] Cardan, *De subtilitate*, lib. XVIII.

songes joyeux, comme les choux les rendent tristes, comme les phaséoles les rendent turbulents; les aulx et les oignons les font terribles. De ce vient l'opinion d'aucunes femmes qui sont dites *lamiæ* (on peut les appeler fées), lesquelles nourries du suc de pavot noir, dit opium, de chastagnes, fèves, oignons, choux et de phaséoles, semblent en songeant, voler en diverses et plusieurs régions, et illec estre tourmentées en diverses manières, selon la température de chacune. Elles sont aidées contre tel songe d'un onguent dont elles s'oignent tout le corps. Cet onguent, comme on estime, est composé de la gresse de petits enfants tirée hors et prise aux sépulchres, du suc de persil et de réalagar, aussi du noir faict de l'herbe quintefeuille, dicte pentaphylle. C'est chose incrédible combien et quantes choses ces femmes se persuadent voir : aucunes fois choses joyeuses, théâtres, jardins, pescheries, vestements, ornements, danses, beaux jeunes enfants et se coucher avec ceux de telle genre qu'elles désirent; elles pensent voir les rois, les magistrats avec leurs satellites, toute gloire et pompe du genre humain, et autres plusieurs choses excellentes, comme l'on voit aux peintures, plus grandes que nature ne peut faire ne donner; au contraire, quelquefois elles pensent voir des choses tristes, corbeaux, prisons, déserts, tourments. Et ceci n'est de merveille, quoiqu'il soit vénéfique, car on peut le réduire aux causes naturelles. »

« Paolo Minucci, jurisconsulte de Florence, vivant

au XVIIe siècle, André Laguna, médecin du pape Jules III, Bodin, Alciat, le cardinal Cajetan, Pierre Rémy et Gassendi relatent également des expériences faites par eux-mêmes ou en leur présence, qui ne laissent aucun doute à cet égard.

« L'art des onctions a été très étudié dans les siècles passés, à en juger par les beaux secrets que nous révèle un livre édité en 1746, à Francfort et à Leipzig, sous ce titre : *L'Art de se rendre heureux par les songes, c'est-à-dire en se procurant telle espèce de songe qu'on voudra.*

« Tous ces songes s'obtenaient à l'aide de pommades diverses ; après avoir donné la recette d'une graisse pour rêver qu'on couche avec une femme, qu'on en obtient les dernières faveurs, l'auteur anonyme du livre ajoute : « Il n'est pas mal d'en faire « plusieurs bouteilles à la fois ; c'est le précieux « onguent auquel j'ai dû mon repos, ma tranquillité, « mon innocence et tout le système ou l'art nouveau « de félicité dont j'ai le bonheur de pouvoir faire pré- « sent au genre humain. »

Les faits ne manquent pas dans les auteurs plus modernes où il est question des effets produits par l'approche de certaines substances. On sait que le parfum du musc produit chez certaines personnes des effets puissants : céphalalgie, anxiété précordiale, mouvements convulsifs. Les auteurs anciens, Platearius, Zacutus, Amatus Lusitanus et Mercatus avaient observé que le musc donne des spasmes hystériques à certaines femmes nerveuses ; ils font remarquer qu'il est impossible de savoir *a priori* quelles femmes il jettera dans le spasme, quelles femmes il en délivrera ; rien de cela n'avait échappé à Juncker qui ne fait pas de difficultés pour ranger le musc parmi les causes occasionnelles de l'hystérie.

On a constaté parfois une influence sur des sujets qui ne sont ni hystériques, ni en état de somnambulisme provoqué. Tavernier et Chardin rapportent que les chasseurs de chevrotains se bouchent avec soin les narines avant de couper la bourse à musc de l'animal abattu et que ceux qui n'ont pas pris cette précaution sont atteints d'épistaxis. Chardin ajoute même qu'il lui a été impossible de se tenir près des chasseurs auprès de qui il s'était proposé de se renseigner. « Cette odeur, dit-il, est insupportable et même dangereuse pour un Européen qui n'y est pas habitué. »

Nathnael Highmore raconte le fait d'un homme de soixante ans auquel le musc donnait de la céphalalgie et des épistaxis.

On connaît des substances volatiles douées d'une fragrance dont l'impression sur les nerfs olfactifs suffit à produire des phénomènes physiologiques marqués. Il est plus difficile d'expliquer l'impression sur le système nerveux de certains sujets par des substances qui ne sont nullement odorantes. Tout le monde connaît le cas de cet homme dont parle Orfila, chez qui l'odeur de la graine de lin produisait une tuméfaction marquée de la face et provoquait la syncope. Ces observations diverses et bien d'autres du même genre sont consignées dans les auteurs à titre de curiosité ; aucun lien ne reliait entre eux ces faits étranges, et l'idiosyncrasie était une explication toute simple.

Nous avons consulté les principaux traités de magnétisme qui ont été publiés depuis un siècle, et nous avons constaté que bien peu d'auteurs s'étaient occupés de la question qui nous intéresse. Cependant les ouvrages de Teste en font quelques mentions. Teste, dans un premier livre[1], parle ainsi du mode d'action présumable de certains médicaments :

« L'état physiologique ou pathologique que les médecins désignent sous le nom d'*agitation* consiste probablement dans une prédominance extrême d'un des deux éléments électriques. Or, ne pourrait-il pas se faire que les médicaments réputés *antispasmodiques*, médicaments excitants pour l'homme à l'état normal, ne produisissent le calme dans le cerveau qu'en y développant une certaine quantité de l'élément contraire ? Y aurait-il des médicaments essentiellement électro-positifs, et d'autres, essentiellement électro-négatifs ? Enfin, les toxiques violents, tels que l'acide prussique qui tue comme la foudre, ne produiraient-ils leurs effets terribles qu'en développant instantanément une très grande quantité de l'un ou de l'autre d'un des deux éléments ? Ces questions n'ont jamais

---

[1] Teste, *Le Magnétisme animal expliqué*, J.-B. Baillière et fils. Paris, 1845.

été posées, et sont probablement très loin encore d'être résolues. »

Dans un autre ouvrage[1] du même auteur, on note le passage suivant qui soulève un peu la question qui nous occupe.

« Outre le sommeil magnétique, l'extase et le somnambulisme naturel, il existe encore une espèce de somnambulisme, qui ne diffère sans doute de ces derniers que par la cause qui le fait naître ; je veux parler de celui que provoquent certains médicaments, tels que l'opium, la belladone, etc. Il s'en faut de beaucoup que cette espèce de somnambulisme soit un des symptômes constants de l'intoxication par les narcotiques ; mais il est certain que ces substances administrées à certaines doses, et dans des conditions qu'on n'a point encore déterminées, donnent lieu à un état fort singulier, et qui ne saurait être comparé qu'au sommeil magnétique.

« Le docteur Frappart m'a communiqué plusieurs observations qui ne me laissent aucun doute à ce sujet. Le somnambulisme est donc une manière d'être anormale, il est vrai, mais pourtant inhérente à notre nature, et telle que chaque individu en renferme en soi-même les éléments et souvent les causes. « La volonté de « l'homme, dit l'auteur de la lettre à Deleuze, n'est « qu'un des moyens pour exciter dans l'organisation

---

1 Teste, *Manuel pratique du magnétisme animal.* J.-B. Baillière et Fils. Paris, 1846.

« cette force instinctive ou médicatrice (comme on vou-
« dra la nommer) qui acquiert son plus haut développe-
« ment dans le somnambulisme. De l'eau simple, de
« l'eau de mer, des métaux, des douleurs violentes,
« des maladies, des dispositions intérieures dont la
« nature nous est inconnue, peuvent la mettre en jeu
« sans que la volonté d'un autre individu y joue un rôle
« actif. »

Charpignon [1] cite quelques faits qui se rapprochent de nos expériences. Nous devons reproduire intégralement ce passage, qui montre que le docteur Viancin avait touché du doigt la question, il y a quarante ans, en pratiquant le pharmaco-magnétisme, c'est-à-dire, l'administration de remèdes en magnétisant à travers ces remèdes, soit par insufflation, soit autrement.

« Tous les corps inorganiques peuvent être saturés de fluide magnétique et agir ensuite sur les individus impressionnables. L'eau peut devenir un médicament ou un auxiliaire thérapeutique très important. Donnée comme boisson quand elle est bien magnétisée, elle agit dans le sens de la force réactionnelle de la vitalité de l'organisme malade. Elle adoucit ou tonifie ; elle purge ou détermine les évacuations, suivant les besoins de la nature.

« Le fluide magnétique, en se combinant et en traversant les corps inorganiques, emporte quelque chose

----

[1] Charpignon, *Physiologie, Médecine et Métaphysique du magnétisme.*
Paris, 1848.

de la qualité substantielle de ces corps, il peut ensuite agir sur l'organisation humaine dans le même sens que ces substances elles-mêmes.

« Cette particularité est encore très peu étudiée, sa valeur scientifique ne doit donc être admise qu'avec une certaine réserve.

« C'est le docteur Viancin qui a fait connaître cette nouvelle branche du magnétisme, et il s'exprime ainsi :

« L'ingestion des actions dynamiques des substances sur tout le monde est constante. Cette ingestion se fait par des insufflations et le plus souvent à l'aide de tubes de verre dont la forme a une grande influence. Pour la plupart des remèdes, quel que soit le point que l'on magnétise par insufflation ou autrement, toute l'organisation ne peut manquer d'être envahie par le dynamisme du remède, dont les symptômes se trahiront sur leur point d'élection ordinaire, excepté toutefois l'ipécacuanha et plusieurs autres substances. Ainsi, par le magnétisme, l'ipécacuanha donne le tétanos comme la strychnine ; il agit surtout sur le cœur et le poumon ; le mercure donne le plus souvent le tremblement mercuriel.

« Léonidas Guyot a failli faire périr un médecin réfractaire en le magnétisant à travers la noix vomique ; il a ensuite dissipé les accidents comme on le fait ordinairement, avec des passes. Avec du colchique, il a purgé toute une chambrée. J'ai guéri d'une manière éclatante dans dix jours une méningite chronique en magnétisant à travers le laudanum Rousseau.

M. J... se magnétisant à travers l'iode par insufflation, s'est guéri d'une hydrocèle compliquée d'œdème du cordon; M. Toupiolle vient de corriger un employé stupide et vieux réfractaire, en le magnétisant pendant deux heures avec l'aloès; le lendemain, le vieux récalcitrant a été pris d'une diarrhée qui dura plusieurs jours.

« M. Viancin appelle ce genre de phénomènes, *pharmaco-magnétisme*. Si, comme nous l'espérons d'après nos propres essais, l'action magnétique, exercée à travers une substance médicinale, se revêt des qualités de cette substance, une ère nouvelle s'ouvrira pour le magnétisme thérapeutique. Pour que l'opinion que nous énonçons soit fondée, il faudra que les expériences réussissent sur des personnes reconnues insensibles à l'action magnétique dans l'ordre phénoménal, et qu'encore, pour plus de certitude, le magnétiseur agisse sur un médicament enfermé dans un papier fermé, médicament dont il ignorera la nature. »

Le docteur Émile Gromier[1], médecin des hôpitaux, médecin aux rapports, fit connaître une série d'expériences qu'à la même époque, il reproduisait devant ses collègues de la Société de médecine de Lyon.

« J'ai pris une pilule d'aloès argentée, dit Gromier, je l'ai entourée de coton cardé, je l'ai placée dans mon appareil, j'ai magnétisé en soufflant au travers et mon malade a eu huit selles dans la nuit. »

---

[1] *Revue de Lyon*, avril 1850.

« Gromier réussit encore à obtenir presque immédiatement le sommeil avec une goutte de chloroforme... et des bouleversements dans le ventre d'un autre malade avec de la teinture de noix vomique.

« J'ai fait mieux encore, dit Gromier, je me suis servi de mon tube à vide, j'ai soufflé au travers et j'ai obtenu des évacuations comme avec l'aloès; j'ai répété la même expérience en attachant à mon idée une propriété médicale déterminée, et l'action médicale s'est produite jusqu'à un certain point. »

CHAPITRE IX

RÉSULTATS PRATIQUES

Les médicaments, causes occasionnelles des crises hystériques. — Le musc
fait éclater les crises chez les uns et calme les autres. — Osphrétique
médicamenteuse et action à distance. — Le camphre dissipe les contractures. — Applications locales de l'iodure d'éthyle et du tribromure d'allyle. — Analyse physiologique des médicaments. — Influence
des doses infinitésimales sur tous les êtres vivants. — Cas d'empoisonnement par des actions extérieures. — Action locale des médicaments expliquée sans l'absorption.

Les résultats obtenus par la méthode nouvelle
sont-ils susceptibles d'application ? Ont-ils une utilité
pratique ? Nul doute que pour les physiologistes, les
faits sévèrement contrôlés et les expériences com-
plétées n'aient un intérêt capital ; mais leur réservent-
ils des applications pratiques ? Quant à nous, médecins, cliniciens, dès le premier instant, nous avons
songé à faire bénéficier la thérapeutique de la méthode que nous venions de découvrir.

A côté des sujets exceptionnels qui ressentent
d'emblée les effets toxiques de substances présentées

à l'extérieur, il en est qui n'éprouvent que des effets atténués; mais n'est-il pas permis de croire qu'un grand nombre de personnes ressentiront des actions légères, mais pourtant réelles? Tous, peut-être, ne sommes-nous pas influencés par mille circonstances extérieures aujourd'hui inconnues?

Sans être téméraire, n'est-il pas permis de croire que certaines maladies, des troubles variés, accidentels ou permanents ont des causes de ce genre? Il y a quelques jours, l'un de nous place sur le bras d'une malade une pièce d'or. Au bout d'un instant, aucun effet ne s'est produit; on passe au lit suivant, on continue la visite, lorsque après un quart d'heure éclate une attaque d'hystérie que rien n'annonçait, dont la cause reste inaperçue; la pièce d'or avait été oubliée sur le bras. De nouvelles expériences sur cette malade permettent d'affirmer qu'elle était bien la vraie cause de l'attaque d'hystérie. Que de fois sans doute se produisent des faits analogues!

Il y a quelques années à peine, qui eût songé à chercher la cause d'une attaque convulsive dans le contact accidentel de l'or? Pourquoi une fleur, un médicament n'auraient-ils pas de même des actions énergiques?

Tout récemment nous avons eu l'occasion de constater un effet bizarre de l'éther sur une dame nerveuse. Mme X..., qui s'était prêtée volontiers à quelques expériences de magnétisme, avait été très sensible à ces manœuvres; elle était devenue muette à la volonté de l'expérimentateur qui, peu habitué aux pratiques de l'hypnotisme, était étonné du résultat obtenu. Il essaye plusieurs fois de lui enlever et de lui rendre la parole, et tout se passe suivant ses désirs. Mais à un moment donné, la parole étant tout à fait rendue, Mme X... reste dans un état de fascination spéciale ; voulant la débarrasser complètement et la faire revenir dans son état normal, on lui fait respirer de l'éther ; immédiatement le mutisme reparaît et persiste pendant trois heures ; l'un de nous appelé pour dissiper cet accident a réussi à faire disparaître le mutisme, mais après beaucoup de difficultés. Mme X..., très intelligente, a eu conscience que c'était l'éther qui avait provoqué ce phénomène ; c'est elle-même qui nous a signalé cette cause.

Les traits ne manquent pas dans les auteurs anciens où il est question des effets produits par l'approche de certaines substances.

Le musc, chez quelques personnes, a une action puissante et provoque des mouvements convulsifs. Et pourtant, Forestus le vante dans l'hystérie comme un médicament héroïque ; il ne se contentait pas de le donner à l'intérieur, il le portait directement au contact de l'organe d'où partait le signal des pâmoisons hystériques ; l'effet est si prompt, si complet, si inespéré que le doute est impossible. L'auteur cite le cas d'une jeune fille chez qui l'hystérie n'est pas méconnaissable ; l'emploi des moyens les plus héroïques avait été infructueux, on ne savait plus que faire ; enfin une mixture avec le musc est appliquée et l'accès est presque aussitôt calmé. Trousseau et Pidoux battent en brèche ces observations en faisant remarquer que la médication est très complexe, car elle se compose du musc, mais plus encore de l'introduction du doigt, et pour les auteurs du Traité de thérapeutique, c'est ce dernier moyen qui avait la toute-puissance de guérir l'hystérie. Qui oserait affirmer aujourd'hui que Forestus n'avait pas raison ? Le valérianate d'ammoniaque calme instantanément les attaques d'hystérie et le doigt n'est plus en cause.

Trousseau et Pidoux ne croient pas que les antispasmodiques soient les moyens les plus puissants de rappeler une femme suffoquée par un accès d'hystérie, plongée dans un état cataleptique ou comateux qui peut inquiéter ; ils conseillent cependant d'approcher du nez quelques-unes de ces substances, mais en choisissant les plus actives, celles dont l'odeur est le plus énergique. Ils ne croient pas à l'efficacité du musc, du castoréum, de l'ambre, du camphre ; les emplâtres formés de ces remèdes et appliqués sur le ventre ont une action qui leur paraît équivoque. Espérons que l'équivoque sera dissipée.

La thérapeutique pourra profiter de nos expériences qui ouvrent un horizon nouveau sur le mode d'action des médicaments présentés à l'extérieur. On a remarqué depuis longtemps que les substances odorantes agissent dans certains cas d'une manière plus efficace et puissante; mais la manière d'agir des médicaments par la voie olfactive est mal comprise et par suite peu utilisée. L'idée est venue depuis longtemps de faire prendre aux médicaments odorants cette voie directe vers l'organisme, mais si l'idée a été émise par un certain nombre d'auteurs, on doit avouer qu'elle n'a pas été réalisée jusqu'ici d'une façon méthodique.

Le bon sens de Montaigne n'avait cependant pas laissé échapper cette indication. « Les médecins, dit-il, pourraient, crois-je, tirer des odeurs plus d'usage qu'ils ne font, car j'ai souvent aperceu qu'elles me changent et agissent sur mes esprits selon qu'elles sont. »

Bien plus près de nous, Cloquet [1] regrette qu'on ne mette pas plus souvent en usage thérapeutique cette faculté qu'ont les odeurs d'agir sur les nerfs.

Bérard avait signalé de son côté le rôle que pouvait jouer l'odorat comme voie offerte aux médicaments, pour agir sur l'encéphale.

Gubler [2] a depuis longtemps montré que l'exemple nous était donné par la façon dont la valériane agit sur le système nerveux du chat; il pense qu'en présence des effets singuliers observés chez cet animal, sous l'influence de l'odeur de la valériane, il est permis de croire que les émanations des principes volatils introduits dans les narines et dans les canaux

---

1 Cloquet, Thèse sur les *Odeurs*.

2 Gubler, *Commentaires thérapeutiques du Codex*, 3ᵉ édition. Paris, 1885.

aériens détermineraient également dans l'espèce humaine des effets physiologiques. Il est d'avis qu'il se pourrait en conséquence que les exhalations d'essence de valériane fussent beaucoup plus profitables aux sujets nerveux que la prise du médicament par la bouche.

Guillemin a récemment montré l'utilité de l'inhalation de la teinture de valériane dans l'hystérie; il verse 15 à 20 gouttes de cette teinture sur une compresse et la place sous les narines.

Fonssagrives[1] se fait également le défenseur de cette méthode à laquelle il donne le nom d'*osphrétique* médicamenteuse, et il explique l'utilité des bains préparés avec 200 à 300 grammes de racine de valériane par la pénétration respiratoire de cette essence.

M. le Dr Rondot, professeur agrégé à la Faculté de médecine de Bordeaux, a fait à la Société d'hygiène publique de Bordeaux une communication des plus instructives sur l'action nocive des vapeurs d'alcool[2].

« Un homme d'une quarantaine d'années, employé depuis longtemps à la distillation de l'alcool de maïs et de mélasse, fut atteint des signes d'une broncho-pneumonie. Ce malade goûtait souvent l'alcool, mais ne l'avalait jamais ; de plus, avant sa maladie, il ne pouvait supporter le vin ou les liqueurs pour lesquels il éprouvait presque du dégoût. En revanche, il

---

[1] Fonssagrives, *Principes de thérapeutique générale*, 2e édition. Paris, 1884.
[2] *Revue sanitaire de Bordeaux et de la province*, 25 juin 1887.

accusait hautement les vapeurs spiritueuses auxquelles il était souvent exposé, et insistait surtout sur ce fait que depuis quelques jours, il avait dû transvaser des alcools d'une odeur aussi pénétrante que désagréable. Ces opérations se faisaient dans des salles chauffées aux environs de 36° et déterminaient fréquemment l'envie de vomir, une toux quinteuse, pesanteur de tête et surtout des phénomènes analogues à ceux d'un commencement d'ivresse.

« C'est le troisième jour de la maladie que la constatation d'un tremblement des mains et de la langue et d'un violent mal de tête mit en garde sur l'apparition de phénomènes nouveaux probablement en rapport avec la saturation de l'organisme par l'alcool ; effectivement ces signes s'aggravèrent au point de revêtir tous les caractères du *delirium tremens* le plus accentué, lequel dura deux jours, pour céder à un traitement mixte par l'alcool, l'opium et l'hydrate de chloral. Il ne resta de cet ensemble qui avait fait craindre pour la vie de ce malade qu'une céphalagie persistante avec un peu de tremblement et l'affection suivit son cours assez lentement pour aboutir à une guérison complète.

« Pour résumer en quelques mots l'histoire de cet homme, on peut dire qu'il a réagi, dans sa pneumonie, comme la plupart des alcooliques : la coïncidence du délire aigu spécial à cette intoxication ne peut laisser aucun doute sur l'origine de ce délire. Les circonstances relatées permettent de l'attribuer à l'action nocive et prolongée des vapeurs d'alcool pénétrant par l'absorption pulmonaire. Ce malade, qui ne pouvait supporter le moindre excès de boisson et que dégoûtaient toutes les préparations alcooliques, s'était indubitablement intoxiqué par une autre voie que par le tube digestif. C'est donc par les inhalations surtout qu'il avait contracté cette susceptibilité nerveuse toute spéciale qui s'est révélée à l'occasion d'une maladie thoracique. »

M. Rondot s'est livré à quelques recherches et a pu se rendre compte que cette action nocive des vapeurs alcooliques est connue depuis longtemps. D'après Gubler, elles sont plus dangereuses que les boissons et elles produisent très rapidement les plus graves symptômes d'empoisonnement : la céphalée, l'étourdissement, la stupeur comateuse avec analgésie et anesthésie.

Cet empoisonnement peut être rapide ou lent.

Les accidents aigus qui revêtent parfois les caractères de l'ivresse, sont susceptibles de se rencontrer à des degrés variables dans toutes les circonstances où les vapeurs spiritueuses pénètrent par les poumons.

Indépendamment des expériences entreprises par Orfila sur des chiens en leur faisant respirer l'air chargé de vapeurs alcooliques, on possède un certain nombres d'exemples qui démontrent la réalité de cette intoxication rapide. Le fait cité par Mesnet en est un exemple : Un négociant en alcools demeurait au-dessus d'un magasin où il conservait ses eaux-de-vie. Les vapeurs alcooliques se répandaient dans son appartement par un plancher mal joint, et il éprouvait toutes les nuits les phénomènes de l'ivresse. Cet homme, qui ne faisait d'ailleurs nullement excès de boissons spiritueuses, fut pris, au bout de dix-huit mois, de tous les accidents décrits sous le nom de paralysie générale aiguë.

Gubler rapporte qu'il a donné des soins, à l'hôpital Beaujon, à un homme d'une sobriété éprouvée, qui fut trouvé sans connaissance pour avoir transvasé de grandes quantités d'eau-de-vie et qui mourut des suites de cette intoxication.

D'après Racle[1], dans les années où le vin est très alcoolique, on observe souvent le développement de l'ivresse occasionnée par un séjour même assez court dans les celliers, à une époque où la fermentation ne donne plus naissance à un dégagement d'acide carbonique, et où les vapeurs alcooliques paraissent la seule cause des phénomènes d'ébriété.

Il n'est pas jusqu'à l'emploi de l'alcool pour les pansements, les frictions, les lotions, etc., qui n'ait pu déterminer les mêmes accidents. Chaussier, Chédevergne ont cité des faits d'ivresse consécutive à l'usage des compresses imbibées d'alcool; le premier en attribuait l'origine probable à la pénétration des vapeurs spiritueuses dans les poumons. C'est surtout

---

[1] Racle, Thèse d'agrégation, 1880.

à la suite du maintien prolongé sur le front des linges imbibés d'eau-de-vie, d'eau de mélisse, d'alcool camphré que se seraient développés les symptômes d'ébriété.

M. le professeur Lescœur de Lille a eu l'occasion d'observer des phénomènes du même ordre chez des personnes ayant respiré les vapeurs d'alcool amylique qui s'échappaient des joints d'une étuve chauffée par la circulation de ces vapeurs.

L'inhalation prolongée des vapeurs d'alcool peut également entraîner des accidents multiples d'un empoisonnement chronique. On en observe le développement dans les professions variées, où l'organisme est plus ou moins exposé à l'absorption lente de l'alcool par les poumons. Les distilleries seraient un des milieux les plus favorables à cette intoxication qu'on a de la tendance à rapporter de préférence à l'ingurgitation des boissons. La manipulation des alcools d'industrie produit des troubles nerveux et digestifs ; ces manifestations morbides dont sont atteints un grand nombre d'ouvriers, se présentent souvent chez des hommes qui ne peuvent supporter le moindre excès de vin et ne prennent presque jamais de liqueurs alcooliques. Ces hommes sortent souvent de leur travail la tête lourde, comme s'ils venaient de faire de copieuses libations. L'observation relatée offre un exemple de *delirium tremens*, révélant une imprégnation profonde du système nerveux encéphalique.

On trouve encore un grand nombre de professions dans lesquelles on observe des troubles nerveux passagers, pouvant cesser après une suspension de travail ou le séjour à l'air libre, mais survenant de nouveau dès que les ouvriers reprennent leurs occupations.

M. Layet [1] passe en revue les différentes conditions dans lesquelles l'intoxication se développe; c'est ainsi que chez les teinturiers, les apprêteurs d'étoffes, les personnes maniant les vases d'alcool ou exposées à leur évaporation, les accidents sont de règle et consistent principalement en troubles du côté du système nerveux (maux de tête, tremblements, incertitude de la marche, tétanie, modification de la sensibilité, etc.). M. Dron a consigné la plupart de ces phénomènes chez les ouvriers lyonnais qui font usage de l'alcool méthylique pour l'apprêt des étoffes de soie, aussi bien que pour celui des chapeaux de feutre (apprêt des fonds, lavage des chapeaux désséchés).

Les dégustateurs sont également exposés aux troubles cérébraux et gastriques de l'alcoolisme. Or, il est un fait bien avéré, c'est que les vrais dégustateurs n'avalent pas les liquides, dont ils apprécient les qualités en les conservant quelques secondes dans la bouche pour les rejeter ensuite. Et c'est ainsi que peut survenir l'alcoolisme chez des hommes d'une sobriété parfois exemplaire, sans qu'il y ait lieu d'incriminer l'introduction de boissons dans l'estomac.

---

[1] Layet, *Hygiène des professions et des industries.* Paris, 1875.

M. Rondot pense qu'il est rationnel d'attribuer à l'absorption par les voies respiratoires une bonne part dans la production de ces accidents. Il paraît cependant difficile de tout expliquer par l'absorption pulmonaire, par exemple les effets produits par l'emploi de l'alcool en lotions.

Nous nous sommes déjà expliqué sur les émanations odorantes, et nous avons établi que les émanations non odorantes étaient aussi bien ressenties; il n'est donc pas probable que ce soit par l'intermédiaire de la voie olfactive exclusivement que ces substances agissent. Il n'est pas probable non plus que ce soit par l'absorption de la muqueuse respiratoire, car l'effet est trop rapide. C'est plutôt par toute la périphérie du corps que l'impression se fait sentir. C'est peut-être par l'intermédiaire de ce qu'on a appelé le *sens magnétique*.

Quoi qu'il en soit, il y a là une action réelle dont on peut tirer grand profit. Nous avons déjà vu que le valérianate d'ammoniaque pouvait rendre les plus grands services pour suspendre et arrêter instantanément les phénomènes les plus violents de l'hystérie. Ce médicament produit des effets puissants de sédation, même quand le flacon est bouché et qu'il est présenté à une certaine distance. Il agit encore quand la suggestion a privé le sujet du sens olfactif.

Le camphre combat victorieusement les contractures hystériques; nous avons cité plus haut comment à son approche, nous avions vu instantanément disparaître des contractures des membres et surtout un spasme vaginal permanent et déjà ancien que la suggestion n'avait pu modifier. Dernièrement nous avons pu faire disparaître rapidement une contracture du bras gauche par l'approche d'un flacon de camphre près de ce membre; il n'y a pas eu de transfert.

En ce moment l'un de nous traite une jeune dame hystérique, sans convulsions, atteinte d'accidents variés et notamment de douleurs en différentes régions, et spécialement à la région ovarique gauche, avec hémianesthésie du même côté. Après bien d'autres méthodes thérapeutiques on en vint à la suggestion, qui ne procura même appliquée avec persévérance que des améliorations sans durée, si bien que malade et médecin étaient découragés de l'insuccès de leurs efforts. Il y a quelques jours, la suggestion fut remplacée, pendant le sommeil provoqué, par la présentation de médicaments. Plusieurs, essayés successivement, ne procuraient pas d'amélioration suffisante; il y eut encore une interruption de traitement. La malade devenant plus souffrante réclama de nouveau l'intervention médicale. La même méthode fut reprise, et cette fois-ci on recourut aux antispasmodiques. Le premier jour, l'*asa fœtida* provoqua un transfert incomplet de l'hémianesthésie, avec sensation d'enlèvement en l'air, mais sans amélioration notable; à la suite, le *musc* fit apparaître des tiraillements des membres anesthésiés, un léger tremblement latéral de la tête, avec un transfert encore incomplet. A la suite de cette application, une amélioration considérable s'est produite. Tous les jours, depuis une semaine, la même application est répétée et l'amélioration s'accentue de jour en jour. A chaque séance, le transfert de l'hémianesthésie semble plus avancé, mais il ne persiste que quelques minutes après le réveil.

Le docteur Pineau, du Château d'Oleron, a eu l'ingénieuse idée d'expérimenter l'*iodure d'éthyle*. Voici ce qu'il a écrit à la date du 5 novembre 1885 : « J'ai trouvé une hystérique arthritique, veuve, sur le retour, et présentant une hémianesthésie gauche complète avec ovaralgie du même côté et hyperesthésie à droite.

« Je tente des inhalations d'iodure d'éthyle qui ne produisent rien. J'eus l'idée d'appliquer 15 à 20 gouttes d'iodure d'éthyle sur l'ovaire douloureux ; le lendemain la malade ne souffrait plus et me disait que les gouttes mises sur le ventre la calmaient instantanément. En même temps, la sensibilité était revenue à gauche.

« Le second jour, le résultat fut encore plus net, et le troisième jour au matin, je constatai que l'ovaralgie avait entièrement disparu et que la sensibilité était exactement égale et normale des deux côtés du corps. »

On pourrait supposer que l'iodure d'éthyle a agi

par sa volatilité en refroidissant la région ; mais il est plus probable que c'est son action propre et spéciale.

L'observation de notre distingué confrère nous a donné l'idée d'essayer de la même manière le *tribromure d'allyle*, moins volatil, et qui ne donne pas le même refroidissement local. Nous en avons obtenu quelques effets. Il est des malades qui, à son contact, éprouvent une douleur cuisante, et c'est justement chez l'une d'elles que l'état hystérique s'est modifié assez rapidement.

Il y a donc là une voie nouvelle à explorer et qui promet d'être féconde en résultats pratiques.

L'analyse physiologique des médicaments peut être faite très facilement et d'une manière très nette. C'est ainsi que nous avons pu vérifier les belles recherches de MM. Dujardin-Beaumetz et Audigé sur l'action des différents alcools. Les observations de M. Lancereaux pourront recevoir aussi une puissante confirmation. On sait que M. Lancereaux a publié en 1882 des cas d'intoxication par le vulnéraire et l'eau de mélisse, se traduisant par une hyperesthésie généralisée avec parésie des membres. D'après cet auteur, l'intoxication alcoolique chronique a pour caractère spécial de se traduire tout à la fois par des désordres symétriques de la sensibilité et une paralysie portant principalement sur les muscles des extrémités des membres. Ces accidents se rencontrent de préférence chez les gens qui font usage de l'absinthe, du vulnéraire et de l'amer Picon. C'est ce qui lui fait dire que les huiles essentielles ajoutées au liquide alcoolique jouent un rôle important dans leur production. Nous avons vu, en effet, l'absinthe des cafés produire une paralysie des membres inférieurs; l'essence d'absinthe diluée et sans alcool a donné des convulsions épileptiformes sans ivresse, ce qui vient à l'appui des expériences de M. Magnan.

On voit beaucoup de névropathes présenter à un haut degré ce que Huchard a caractérisé du mot heureux d'ataxie thérapeutique. Il est, en effet, dit Dujardin-Beaumetz, des hystériques qui éprouvent, avec des doses absolument minimes et presque homéopathiques de certains médicaments, des phénomènes toxiques, et supportent sans accidents des doses fort considérables de médicaments très actifs.

Les lois générales de la vie sont les mêmes chez tous les êtres, aussi ces expériences peuvent être appliquées aussi bien à l'infiniment petit qu'à l'infiniment grand; ce qui ouvre des horizons nouveaux et dégage des inconnues.

Sait-on ce qu'il faut pour arrêter la vie de certains organismes rudimentaires? Bien peu de chose. L'*Aspergillus niger*, en fournit un exemple. Au moment où cette plante est en plein développement dans un liquide de culture approprié; il suffit d'ajouter à ce liquide un seize-cent millième de nitrate d'argent pour que toute trace de végétation disparaisse à l'instant, et même cette végétation ne peut pas commencer dans un vase d'argent. La chimie est impuissante à démontrer qu'une portion de la matière du vase se dissout dans ce liquide, mais la plante l'accuse en mourant. Quelle est la dilution homéopathique qui correspond à la quantité de métal ainsi dissous ?

C'est d'après ce principe que des médecins ont ordonné dans la dernière épidémie de choléra asiatique, de porter sur soi des plaques de cuivre bien adhérentes à la peau, sous le prétexte assez rationnel que le cuivre empêche le développement et la vie du microbe cholérique. N'est-ce pas admettre l'efficacité d'une dose vraiment infinitésimale ?

A la première épidémie cholérique, en 1832, on espérait se préserver en se suspendant au cou des tubes contenant du mercure métallique.

Dans les eaux minérales, les doses pondérables de la substance médicamenteuse sont hors de toute proportion avec les effets qu'elles produisent.

Darwin en étudiant l'action digestive du *Drosera rotundifolia* (rosée du soleil), constate qu'il suffirait d'un vingt-millionième de sulfate d'ammoniaque pour produire l'inflexion de la feuille.

En fait, continue Darwin, chaque fois que nous percevons une odeur, il est évident que des particules infiniment plus petites encore viennent impressionner nos nerfs. Lorsqu'un chien se trouve à quelque cent mètres sous le vent d'un daim ou de tout autre animal, il perçoit sa présence. Les particules odorantes

produisent certains changements dans ses nerfs olfactifs ; or, ces particules odorantes doivent être infiniment plus petites que celles du phosphate d'ammoniaque dont on ne perçoit qu'un millionième de
grain ; les nerfs n'en transmettent pas moins au cerveau de l'animal une impression qui se traduit par
des actes extérieurs.

Certains cas d'empoisonnements peuvent aussi
s'expliquer. Le Dr Lorenz s'étant badigeonné le dos de
la main et l'avant-bras avec de la teinture d'iode sur
une longueur de 1 décimètre tout au plus, fut
surpris des symptômes d'une intoxication iodique
grave : coryza, larmoiement, douleurs dans les yeux,
toux, nausées, sialorrhée, respiration sifflante et gênée, tuméfaction des pieds, insensibilité du pouls,
embarras de la parole, attaques syncopales, perte de
connaissance, secousses convulsives et exanthème
prurigineux. Durant les trois jours qui suivirent, le
malade était pris de vertige dans la station debout ;
les urines étaient albumineuses, puis les accidents se
dissipèrent.

M. le Dr Miquel a rapporté dernièrement un cas
d'hydrargyrisme aigu sur un jeune homme de dix-
huit ans qui s'était saupoudré de quelques grammes
de biiodure de mercure, afin de se débarrasser de
certains parasites. Il fut pris d'étourdissement, de
crampes à l'estomac, de coliques sèches et de gonflement du scrotum. Sous l'influence de cataplasmes

laudanisés pour calmer les douleurs, il s'est narcotisé et a dormi dix-huit heures sur vingt-quatre.

M. Martin Fleming cite un cas d'empoisonnement par la belladone, à la suite de l'application d'un emplâtre. Il s'agit d'un homme de quarante ans, très robuste, qui fut pris de délire, de vertige et d'incertitude dans la marche. La pupille était dilatée, la vision troublée au point qu'il ne reconnaissait pas même les membres de sa famille. Quand il voulait s'asseoir sur une chaise ou sur un sopha, il calculait si mal sa distance, qu'il tombait sur le parquet. Son délire était professionel, et sans la connaissance des habitudes du malade, on aurait pu croire à une attaque d'alcoolisme aigu. Ses amis attribuaient tous ces symptômes à un refroidissement qu'il aurait pris en travaillant. Il avait sur le tronc une légère éruption qu'on pouvait attribuer à l'action de la flanelle constamment imbibée de sueur, trente inspirations par minute, cent huit pulsations. En présence de ces symptômes, l'idée d'un empoisonnement par la belladone vint à l'esprit, mais le malade n'ayant pris à l'intérieur aucun médicament, il était difficile de trouver la source de cet empoisonnement, lorsqu'on apprit que, souffrant d'un côté, le malade, sur le conseil des voisins, s'était appliqué un emplâtre de belladone. Cet emplâtre fut de suite enlevé, et on trouva au-dessous, de légères excoriations de la peau. De petites doses d'opium furent données toutes les deux heures. Six heures après, les symptômes avaient considérablement diminué ; le

malade, tranquille, reconnaissait ses amis ; il n'avait
plus qu'un peu de vertige, de la faiblesse de la voix et
de la sécheresse du gosier ; tous les symptômes disparurent, à l'exception de la dilatation de la pupille.
Ce cas est intéressant par la susceptibilité du malade à
la belladone et aussi parce que le délire violent fut
pris pour de la folie.

Nous connaissons un pharmacien qui observa, il y
a quelques années, des phénomènes singuliers alors
qu'il préparait de l'eau de laurier-cerise ; les feuilles
étaient pilées dans un grand mortier de marbre et
mises ensuite dans la cucurbite de l'alambic ; on était
obligé de plonger à plusieurs reprises la main dans la
cucurbite pour mêler l'eau et les feuilles. Environ une
heure après, les trois personnes qui avaient fait l'opération furent dans l'impossibilité d'écrire correctement.
Il était impossible de coordoner les mouvements des
doigts, mais la sensibilité de la peau ne paraissait pas
modifiée ; ces phénomènes disparurent peu à peu au
bout de trois à quatre heures. Il convient de faire
remarquer que les feuilles de laurier-cerise étaient
particulièrement riches en principes actifs ; 15 centigrammes pour 100 grammes d'acide cyanhydrique et
aussi une quantité considérable d'huile essentielle de
laurier-cerise. Tous les médecins connaissent bien
l'engourdissement qui dure une partie de la journée,
quand on a quelque temps trempé la main dans une
solution d'acide phénique. M. le docteur Dubois, de
Saujon, nous racontait dernièrement qu'il lui suffi-

sait de tremper sa main dans un verre d'eau contenant dix gouttes de teinture d'arnica pour voir survenir une éruption avec démangeaison de la peau de cette main.

L'un de nous a publié, il y a déjà plusieurs années, quelques expériences faites avec la nitro-glycérine [1]. « C'était en 1877, j'étais alors médecin de la fonderie de Ruelle, où se fabriquent les canons de la marine. J'avais plusieurs fois entendu les officiers d'artillerie se plaindre de violentes migraines que leur causait le maniement de la dynamite. La dynamite n'est que de la nitro-glycérine absorbée et retenue par une poudre inerte. La proportion de la substance active varie en général de 50 à 75 pour 100. Celle que j'employai était à 75 pour 100. »

Les expériences peuvent se résumer ainsi : Le maniement de la dynamite, le contact rapide sur la muqueuse buccale, produisent des phénomènes instantanés d'engourdissement, de tension vasculaire de la tête, avec battements des artères cervicales, nausées, lipothymies, céphalalgie prolongée. A cette époque, l'auteur conclut à la rapidité foudroyante de l'absorption, même à travers l'épiderme ; aujourd'hui nous sommes plus enclins à croire à une action toxique extérieure.

« Je fus frappé de la ressemblance d'action de cette substance avec le nitrite d'amyle, et je songeai à

---

[1] *Bulletin de thérapeutique*, 1883.

l'employer comme médicament. Je m'arrêtai à la difficulté de sa posologie et à la crainte d'accidents terribles. »

Aujourd'hui que la nitro-glycérine est entrée dans la thérapeutique, nous nous demandons s'il ne serait pas préférable de l'appliquer seulement à l'extérieur.

L'action locale des médicaments a été le sujet de nombreuses discussions entre les physiologistes qui démontraient que la peau n'absorbait pas et que les médicaments ne pouvaient agir par cette voie, et les médecins qui constataient des effets positifs. Peut-être comprendrons-nous désormais ces actions extérieures que l'observation reconnaissait certaines et que l'expérimentation déclarait impossibles.

Enfin le moyen que nous signalons permettra du moins d'apprécier sans danger l'impressionnabilité de certains sujets aux substances médicamenteuses et toxiques. Quand on voit la graine de noix vomique produire des effets aussi puissants que ceux qu'elle détermine sur deux de nos sujets, on peut comprendre l'effet que produiraient à l'intérieur quelques gouttes de la teinture et, dans ce cas, on agit avec la plus grande prudence et on surveille le résultat avec toute circonspection.

RÉSUMÉ DES APPLICATIONS. — Expliquer certains faits considérés comme invraisemblables ou même inadmissibles ;

Faire l'analyse physiologique des médicaments et des poisons ;

Apprécier sans danger l'impressionnabilité individuelle aux mêmes substances ;

Codifier l'action, jusqu'ici empirique, de la médication externe ;

Ouvrir enfin une méthode toute nouvelle à la thérapeutique.

Tels sont les résultats pratiques que nous espérons de nos recherches.

CHAPITRE X

CONCLUSIONS

Nous ne sommes plus au temps encore peu éloigné où les faits extraordinaires semblaient indignes des savants qui les traitaient avec dédain, comme une illusion de l'ignorance sinon comme une manœuvre de charlatanisme. La science s'est décidée à regarder tout autour d'elle ; elle a vu quantité de choses des plus vulgaires, inexpliquées et pourtant réelles à n'en pouvoir douter. Elle se met à les étudier, et de ces études jaillissent les surprises qu'elle nous procure depuis quelques années. Aujourd'hui, en présence d'un fait nouveau, si éloigné qu'il puisse être des idées acceptées, le savant regarde, critique, discute, expérimente. C'est ainsi que les faits qui font le sujet de ce travail, si étonnants qu'ils fussent, ont eu la bonne fortune de fixer l'attention des hommes les plus autorisés qui ont bien voulu nous faire l'honneur de les discuter et de les reproduire. Nous avons rappelé plus haut les expériences de MM. Luys, Ch. Richet, J. Voisin, Féré, Mabille, Dufour, Chazarain, de Rochas, Dècle. Nous pensons donc que tous ceux qui s'en sont occupés sont d'accord sur la *réalité* des faits.

Il n'en saurait être de même de leur *interprétation*, et c'est sur ce point que dans ce travail devait porter l'effort de notre argumentation.

Quelques expérimentateurs ont pu croire à une éducation, un *entraînement* des sujets : nous avons fait justice de cette hypothèse par cette seule observation que c'est du premier coup que nos sujets atteignent leur maximum de sensibilité aux substances présentées à l'extérieur.

La plupart des critiques ont pensé trouver l'explication dans la *suggestion*, suggestion exprimée ou suggestion mentale, suggestion par la parole, la vue des objets, leur odeur, leur contact. C'était, il en faut convenir, l'interprétation la plus spécieuse; et quelques-uns, MM. Féré, J. Voisin, par exemple, pensent l'avoir justifiée, par des expériences contradictoires. Nous pensons, à notre tour, avoir démontré que leurs expériences sont encore incomplètes, ou entachées d'erreur. Dans les conditions expérimentales rigoureuses, où M. Ch. Richet, M. Mabille et nous[1], nous

---

[1] Si nous ne citons pas ici les autres expérimentateurs, c'est que nous n'avons pas eu de détails sur la manière dont ils ont conduit leurs recherches

nous sommes placés, il est impossible d'admettre qu'il y ait eu suggestion.

Impossible est la suggestion, quand une substance inodore, inconnue du sujet, de l'expérimentateur, des assistants, présentée en cachette par derrière, produit ses effets spécifiques.

Impossible, la suggestion, quand l'expérimentateur attend, désire un effet, et en voit un autre se produire. Surpris, il cherche ; il a pris un flacon pour un autre.

Impossible encore, quand il approche une substance dont les effets physiologiques sont inconnus !

La suggestion écartée, force est donc d'admettre une action directe de la substance sur l'organisme, quelque chose comme une vibration transmise à distance, le rayonnement de la chaleur, l'attraction de l'aimant, l'induction d'un circuit électrique sur un circuit voisin.

Ces sortes d'actions sont déjà connues, nous n'en voulons pour exemple que les effets des métaux sur les hystériques. (C'est la métalloscopie qui a été notre point de départ.) D'autres avaient obtenu des effets avec des bois, des résines, du verre ; nous, nous avons cherché dans la série médicamenteuse et toxique. Or un médicament, un poison, est une substance qui a une influence intime et spéciale sur l'organisme vivant, une substance qui diluée dans la masse du sang, emportée par le torrent de la circulation, mise en contact avec l'ensemble des éléments anatomiques, en choisit un groupe sur lequel, par une affinité particulière, elle va porter son action bienfaisante ou meurtrière. Ce sont justement ces substances qui dans nos expériences se sont montrées actives ; elles ont produit leurs effets habituels ; seulement elles étaient placées dans des conditions nouvelles, à l'extérieur du corps, au contact ou à petite distance. Oserions-nous dire que dans son essence, leur action fût différente et qu'il y eût autre chose qu'un changement du lieu d'application et des organes de transmission ? Est-il moins extraordinaire, du reste, de voir un morceau de fer, de zinc. posé sur le bras, bouleverser la sensibilité dans l'organisme. qu'un fragment de chloral produire le sommeil, ou la poudre d'ipéca, des vomissements ?

En présence de ces faits étranges et de bien d'autres inexplicables dans l'état de nos connaissances, un courant s'établit dans la science qui porte les observateurs les plus sérieux, physiologistes, phycisiens, à admettre une propriété de l'organisme à peine soupçonnée, une force encore inconnue à laquelle il faut bien recourir pour rendre compte de ce que rien jusqu'ici ne pouvait expliquer. C'est une action par influence, peut-être une induction électrique, un *quid ignotum*, au moins comparable aux phénomènes électriques.

Entre l'électricité et cette modalité active de la matière vivante nous avons saisi de nombreuses analogies. Nous avons rappelé que les animaux, l'homme lui-même, étaient parfois l'instrument d'actions électriques évidentes; nous avons montré un rapprochement frappant entre les appareils d'électricité et certains organes des animaux supérieurs : le muscle, véritable pile par sa construction et son fonctionnement; les nerfs, conducteurs des courants en dehors de la pile; les centres nerveux, accumulateurs, en échange incessant, d'une part, avec le muscle, générateur qui les charge, et d'autre part avec les organes périphériques de la sensibilité où s'opèrent les décharges qui servent aux relations avec les objets extérieurs.

Si ces objets sont indifférents, tout se borne à une sensation de contact ou de douleur; la décharge se fait aux dépens de l'accumulateur qui sollicite une nouvelle charge; d'où la mise en action du muscle sollicité s'accusant aussitôt par une contraction dite réflexe.

S'il s'agit d'une substance ayant la propriété d'impressionner spécialement l'organisme vivant, la vibration, le mouvement intime partant de cette substance se transmet encore par le nerf sensible; mais ici, outre l'impression banale du contact, intervient l'impression spéciale d'un organe déterminé pour lequel la substance se trouve avoir de l'affinité, et le mouvement réflexe se passe dans l'estomac s'il s'agit d'un vomitif, dans les glandes sudorales si c'est un sudorifique, et ainsi des autres. Pour d'autres substances, l'impression se transmet aux organes de l'intelligence et de l'idéation, et provoque une hallucination, un délire. C'est sur le système sensitif général, une action analogue à celle d'un corps odorant sur le système olfactif.

En résumé, dans ces actions de contact extérieur ou de voisinage, les substances qui ont, pour certaines parties de l'organisme vivant, une affinité particulière, c'est-à-dire les poisons et les médicaments, agissent par l'intermédiaire du système nerveux périphérique, exactement de la même manière que portées au contact immédiat des centres par la circulation du sang.

Il est donc nécessaire d'admettre dans les organismes supérieurs une *énergie* spéciale mise en action par toutes les influences extérieures. Telle est l'idée dominante de notre travail. Les applications pratiques dont nous avons esquissé les principales, n'en sont que des conséquences et des cas particuliers.

Mais de même que toutes les substances ne sont pas actives, tous les organismes ne sont pas impressionnables au même degré, et un même organisme n'a pas toujours une disposition identique à subir ces impressions. C'est là une deuxième condition plus difficile à déterminer que la première. D'une façon générale, la rupture d'équilibre du système nerveux, la surexcitation de la sensibilité, toutes conditions fréquentes dans l'hystérie, l'hypnotisme, le somnambulisme, paraissent les meilleures pour exalter et mettre en évidence cette forme spéciale de l'impressionnabilité. Ce point de la question nécessite des recherches qui sont à faire tout entières.

Quoi qu'il en soit, l'action extérieure des médicaments, des poisons n'est qu'un chapitre de la vaste étude qui s'ouvre pour la physiologie, et qui embrassant également la métalloscopie, la magnétothérapie, l'électrothérapie, le magnétisme animal, mettra au grand jour cette *énergie* nouvelle de la vie, en découvrira les organes, la nature et les lois.

Nous serons heureux si nous avons pu révéler une des formes de cette énergie et par là confirmer son existence, et jeter quelque lumière dans sa recherche.

FIN

TABLE DES MATIÈRES

FIN DE LA TABLE DES MATIÈRES

TABLE DES PLANCHES

TABLE DES PLANCHES

FIN

LYON. — IMPRIMERIE PITRAT, 4, RUE GENTIL